W0356885

Gisa Bührer-Lucke

Die Schönheitsfalle

Risiken und Nebenwirkungen der Schönheitschirurgie

ORLANDA

Die Deutsche Bibliothek – CIP-Einheitsaufnahme
Bührer-Lucke, Gisa: Die Schönheitsfalle : Risiken und Nebenwirkungen der Schönheitschirurgie. / Gisa Bührer-Lucke. – Berlin : Orlanda, 2005
ISBN 3-936937-30-3

1. Auflage 2005

Lektorat: Ekpenyong Ani
Umschlaggestaltung: Ulrike Wewerke
Umschlagbild: Konzeption: Sarah Illenberger für NEON; Modfifizierte »Venus von Urbino von Tizian«, © Prof. Dr. med. Dr. habil. Werner L. Mang, Ärztlicher Direktor der Bodenseeklinik, Klinik für Plastisch-Ästhetische Chirurgie, 88131 Lindau, Graf Lennart Bernadotte-Str. 1; www.bodenseeklinik.de
Herstellung & Satz: Anna Weber
Druck: Fuldaer Verlagsanstalt

Gisa Bührer-Lucke

Die Schönheitsfalle

Risiken und Nebenwirkungen der Schönheitschirurgie

ORLANDA

Inhalt

Vorwort

»Schön ist eigentlich alles, was man mit Liebe betrachtet.«

Christian Morgenstern (1871-1914, Schriftsteller, Journalist, Dramaturg und Übersetzer).

Ist es der Mangel an Liebe, an Selbstliebe, der viel zu viele Menschen heute zu einem Plastischen Chirurgen treibt? Natürlich ist das Verlangen nach Schönheit keine Neuerscheinung des 21. Jahrhunderts. Sie werden entdecken, dass es immer Schönheitsideale gab, dass Schönheit und Jugend überall auf der Welt und zu jeder Zeit einen hohen Stellenwert hatten und haben. Neu ist die absolute Reduktion auf Schönheit. Für die alten Ägypter und Griechen war ein schöner Körper untrennbar mit einem schönen Geist verbunden. Heute zählt nur noch der Körper, der Geist verkümmert und damit auch das Selbstwertgefühl.

Gefährlich ist, dass die Menschen sich inzwischen nicht mehr mit dem Haarefärben, Schminken, Schmücken und mit modischer Kleidung begnügen. Jetzt wird an den Körper Hand angelegt. Wer mit seinem Aussehen unzufrieden ist, geht zum Arzt. Dort wird abgeschnitten und weggesaugt, aufgepolstert und geliftet, gelasert, gespritzt und geritzt. Der Körper wird wie eine Maschine behandelt, bei der alte Teile ausgetauscht oder ausgebessert werden.

Natürlich ist es einerseits faszinierend, was die moderne Chirurgie vermag. Abgetrennte Arme werden wieder angenäht, Brandopfer überleben dank Hautverpflanzungen und angeborene Deformierungen, wie etwa eine Gaumenspalte, können korrigiert werden. Frauen, die durch Krebs ihre Brust verloren haben, kann eine Rekonstruktion zu neuer Lebensqualität verhelfen. Frauen mit zu großen Brüsten, die unter Rückenschmerzen leiden, hilft man durch eine Verkleinerung. Diese Möglichkeiten sind gut und richtig.

Alles andere muss zumindest sehr kritisch betrachtet werden. Denn es stellt sich zwingend die Frage, ob es ethisch vertretbar ist, ohne irgendeine medizinische Indikation an einem gesunden Körper herumzuschneiden, ihn Verletzungs- und Infektionsgefahren auszusetzen, ihn unter Umständen auf Dauer zu entstellen, ihn womöglich so zu schädigen, dass der betroffene Mensch an den Folgen stirbt.

Steht die kosmetische Chirurgie nicht im krassen Widerspruch zum hippokratischen Eid, der die Erhaltung und Wiederherstellung der Gesundheit eines Patienten zum obersten Ziel hat? Manche Ärzte verneinen das, erklären, solange sie keine Wünsche wecken und nur der Befriedigung der Wünsche des Patienten dienten, stelle dies keinen Widerspruch dar. Doch der Mensch ist bekanntlich in seinen Wünschen unersättlich. Und das trifft auch auf viele Ärzte zu, die gerade in der ästhetischen Chirurgie eine gigantische Geldverdienmaschine entdeckt haben. Solange hier Gier und Schönheitswahn aufeinander treffen, wird der Appell an die Vernunft ungehört verhallen, wird der hippokratische Eid beiseite geschoben.

Es gibt zwar auch in der kosmetischen Chirurgie einige verantwortungsvolle Ärzte, die nicht einfach drauflos operieren, die Patienten gegebenenfalls wegschicken. Doch diese sind in der Minderzahl. Das Gros der Ärzte verkauft seine Leistungen für Geld. Dass diese Leistungen häufig schlecht sind und zu überteuerten Preisen geliefert werden, ist ein Risiko, das Patienten tragen.

Wer immer eine kosmetische Operation ohne medizinische Indikation erwägt, sollte sich darüber im Klaren sein, dass man sich damit der eigenen Individualität beraubt.

Wie wäre es, wenn Sie stattdessen die vielen tausend Euro in eine neue Frisur, schicke Kleidung, ein Wellness-Wochenende, Kosmetikbesuche oder das Training in einem Fitnessclub investieren würden? Damit hätten Sie sehr viel mehr für Ihr Selbstwertgefühl getan als mit einer chirurgischen Korrektur.

Möglicherweise gelingt es Ihnen auch ohne Operation, sich mit Liebe zu betrachten. Einen Versuch ist es bestimmt wert.

Schönheit – eine Zeitreise

An der Kunst und bei der Schönheit scheiden sich die Geister. Kunst, so geht die Kunde, entsteht im Auge des Betrachters, ist also eine durch und durch subjektive Anschauung. Und Schönheit? Einerseits verhält es sich wie mit der Kunst. Jeder Mensch empfindet etwas anderes als schön. Andererseits ist Schönheit in starkem Maße abhängig vom jeweiligen Kulturkreis, von den gesellschaftlichen Strömungen und Rahmenbedingungen. Jede Epoche in der menschlichen Entwicklung hat ein anderes Schönheitsideal hervorgebracht.

Ein Beispiel wäre die Venus von Willendorf. Diese Frauenfigur, die vor 25 000 Jahren mit großen Brüsten, rundem Bauch, dicken Beinen und einem ausladenden Po ein Ideal darstellte. Nicht weniger bekannt Heidi Klum oder Claudia Schiffer, beides Schönheitsideale des 20. und 21. Jahrhunderts: schlank, Hüfte und Taille schmal, knackiger Po, die Oberweite stattlich, die Haare lang und blond.

Dazwischen liegen tausende von Jahren, die geprägt sind von Kriegen, Erfindungen, Hungersnöten, Krankheiten, Revolutionen, Hexenverbrennungen und Entdeckungen bisher unbekannter Kontinente. Jede dieser Epochen hat ihre ganz eigene, ganz subjektive Vorstellung von Schönheit (und Mode) hervorgebracht. Damals wie heute gab es Richtungen, die sich änderten, wiederholten, ganz verschwanden. Eines blieb aber immer gleich: das Streben der Menschen nach Schönheit. Und damals wie heute haben Frauen und Männer viele Anstrengungen unternommen, um diesem Ideal möglichst nahe zu kommen.

SCHÖNHEITSRITUALE AUS ALLER WELT

Schönheit hat in allen Kulturkreisen etwas mit der Veränderung des eigenen Körpers zu tun. Sie werden es gleich im Kapitel »Schönheit – eine Zeitreise« lesen. Das harmloseste Mittel ist dabei das Schminken mit natürlichen Farben. Die Vorstellungen von einem erstrebenswerten Äußeren können dabei sehr auseinander gehen.

- Viele Mädchen in Birma tragen beispielsweise noch heute unzählige Messingringe um den Hals, damit dieser möglichst lang wird. Bis zu 40

Zentimeter zusätzliche Halslänge werden so auf künstliche Weise geschaffen. Deshalb nennt man die Frauen häufig auch »Giraffenfrauen«. Diese Ringe müssen sie ein Leben lang tragen. Würde man sie entfernen, bräche die Halswirbelsäule entzwei, da ihr jegliche Stabilität fehlt.

- Die Japanerinnen des 19. Jahrhunderts färbten sich ihre Zähne mit Urin oder Tee schwarz. Sie rasierten sich die Augenbrauen ab, um die damals modische hohe Stirn zu suggerieren.

- In China hatte das Füßeeinbinden eine lange Tradition. Im Alter von etwa drei Jahren wurden den Mädchen alle Zehen bis auf die beiden großen gebrochen. Die Füße wurden fest mit Stoffstreifen umwickelt, damit sie maximal eine Größe von zehn Zentimetern erreichen konnten. Diese so genannten Lotusfüße waren nicht nur Schönheitsideal, sondern auch Statussymbol. Signalisierten sie doch, dass die Tochter es nicht nötig hatte, zu arbeiten. Seit 1911 ist das Füßeeinbinden verboten.

- Befremdlich mutet ein Schönheitswettbewerb in China an, bei dem eine »Miss Plastic Surgery« gekürt wird. Alle Bewerberinnen müssen ärztliche Atteste mitbringen, um zu belegen, dass ihre Schönheit nicht natürlich ist.

- In Japan werden häufig Beinverlängerungen durchgeführt, eine der qualvollsten kosmetischen Operationen überhaupt. Seit der Globalisierung ist die Körpergröße für Asiaten ein zentrales Thema geworden. Viele sehnen sich nach einer mitteleuropäischen Statur und nehmen dafür unerträgliche Schmerzen in Kauf. Bei diesem Eingriff werden die Unterschenkelknochen durchgesägt und mit Nägeln in einer Streckvorrichtung durch tägliches Nachspannen gedreht. Pro Monat kann ungefähr ein Zentimeter gestreckt werden. Zu den Spätschäden gehören Probleme beim Laufen und Rennen. Normalerweise werden solche schweren Eingriffe nicht aus kosmetischen Gründen durchgeführt, sondern nur dann, wenn die Beinlängen so stark variieren, dass sich dadurch orthopädische Probleme entwickeln.

- Mit Gewichten dehnen Frauen in Malaysia ihre Ohrläppchen so lange, bis diese über ihre Schultern fallen.

- Bei den Surma in Äthiopien ist es Tradition, dass die Frauen sechs Monate vor ihrer Hochzeit ihre Unterlippe mit unterschiedlich großen

Scheiben verlängern. Je mehr die Unterlippe gedehnt wird, umso höher ist der Brautpreis.

- Im Nordosten Indiens verbreitern Frauen ihren Nasenrücken, indem sie Scheiben hineinlegen.

- Japanische Sumo-Ringer essen sich in den Bereich der Fettleibigkeit, um diese traditionelle Kampfsportart ausüben zu können. Ähnliche Fettpolster haben sich übrigens auch die Gladiatoren im alten Rom angefuttert, um eine Schutzschicht gegen Schläge zu haben.

- In vielen afrikanischen Ländern und in Indien versuchen heute schwarze Frauen mit aggressiven Cremes ihre Haut aufzuhellen. Obwohl die meisten Frauen von der Schädlichkeit der Bleichpasten wissen – sie können Krebs auslösen und verursachen hässliche Flecken –, finden diese Cremes reißenden Absatz. Hier fordert die Globalisierung ebenfalls ihren Tribut. Denn auch das Schönheitsideal in Afrika und Indien ist stark beeinflusst von den Modeströmungen der westlichen Welt.

MODETREND TATTOOS UND PIERCING

Tattoos und Piercing sind zwei aktuelle Methoden, sich zu »verschönern«. Besonders unter jungen Leuten ist dieser Körperschmuck »in«.

Das Tätowieren hat eine lange Tradition und entwickelte sich sehr wahrscheinlich aus der Körperbemalung der indigenen Völker Amerikas. Die Bemalung des männlichen Körpers signalisierte zum einen Verdienste bei kriegerischen Auseinandersetzungen oder bei der Jagd und festigte damit die Stellung der Männer innerhalb ihrer Gruppe.

Die Verschönerung und Bemalung des Körpers mit Henna hat ebenfalls eine lange Tradition und findet ihre ältesten Nachweise im alten Ägypten (dazu später mehr). In Südindien und Sri Lanka hält sich bis heute die Tradition, dass jungen Mädchen mit Beginn der Menarche die Handinnenflächen mit Henna bemalt werden, was Glück und Fruchtbarkeit bringen soll. Der Vorteil dieser Art der Körperbemalung ist die nur temporäre Haltbarkeit (Henna verblasst nach und nach und ist nach zirka fünf Wochen verschwunden) und das völlig schmerzlose Auftragen.

Ganz anders ist es bei der Tätowierung, die zur bleibenden Erinnerung wird. Der Begriff »Tätowieren« hat sich aus dem polynesischen Begriff »tatau« = Zeichen entwickelt. Daraus wurde Tatauierung und später in der Umgangssprache Tätowieren. Gemeint ist damit das Einritzen oder

Einstechen der Haut. Diese Kunst war vor allem in Polynesien und Japan sehr hoch entwickelt. Durch das Einreiben von Farbstoffen in die eingeritzten Stellen bilden sich Muster, die je nach ethnologischem Ursprung unterschiedliche Bedeutungen haben. Die Tätowierung war und ist weltweit verbreitet.

In Teilen von Asien und in Nordamerika gibt es eine Form der Tätowierung, bei der geschwärzte Fäden in die Haut genäht werden. Bei manchen Frauen der Inuit kennzeichnen farbige Fäden unter der Haut ihre Zugehörigkeit zu einem Mann.

In afrikanischen Ländern ist die Narbentätowierung, das Schneiden von Narben in die Haut, verbreitet.

Die Tätowierung diente unterschiedlichen Zwecken. Neben der Körperverschönerung markierte sie verschiedene Lebensabschnitte, wie etwa das Ende der Pubertät und den Eintritt ins Erwachsenenalter, den Beginn einer Ehe, den Abschied von einem geliebten Menschen. In Indien gilt noch heute: je tiefer der Schmerz, desto tiefer die Wunde. Das kann bis zur Selbstverstümmelung führen. Auch Klanzugehörigkeit und -stellung, die Auszeichnung bei kriegerischen Auseinandersetzungen, Abschreckung von Feinden und Dämonen sowie religiöse Motive steckten hinter den unterschiedlichen Bildern und Mustern, die in den Körper geritzt wurden.

Tätowierungen wurden aber auch als Mittel zur Ausgrenzung und Stigmatisierung eingesetzt. So wurden jüdischen KZ-Häftlingen im Dritten Reich Registrier-Nummern in die Haut tätowiert. Dies war besonders grausam, da den Nazis bekannt war, dass der jüdische Glauben Tätowierungen verbietet. Aus dem Golfkrieg 1991 gibt es Berichte, wonach Deserteuren auf Geheiß Saddam Husseins zur Strafe Ohrläppchen amputiert und eine Linie auf die Stirn tätowiert wurden. Aus Japan berichtete man schon 400 n. Chr. von Straftätowierungen. Auch in der Antike war die Tätowierung als Strafe bekannt. Platon schlug sie für Tempelschänder vor. Die Römer tätowierten Kriegsgefangene und Sklaven, aber auch die eigenen Rekruten, vermutlich um Desertion zu verhindern.

Die Kunst der Tätowierung gelangte übrigens mit dem englischen Seefahrer James Cook von den pazifischen Inseln nach Europa. Zunächst waren es vor allem Leute aus dem so genannten Milieu, die der Faszination des gestochenen Bildes auf der Haut erlagen: Kriminelle, Prostituierte, Fremdenlegionäre und natürlich Seeleute. Das europäische Zentrum der Tätowierkunst war damals die Seefahrernation England. Doch um die Wende zum 20. Jahrhundert schwappte diese bizarre Schönheitswelle auch auf das Festland über. Leute von Stand wie Kaiser Wilhelm, Zar Nikolaus oder Kronprinz Rudolph von Österreich, um nur einige zu nennen, ließen, wie schon zuvor König Edward II oder Lady Churchill, geheimnisvolle Bilder auf ihrer Haut verewigen.

Das Tätowieren geriet wieder in Verruf, als sich in den beiden Weltkriegen vor allem Soldaten und Matrosen obszöne Werke auf ihre Haut stechen ließen. Es gab – und gibt noch immer – Ganzkörper-Tätowierte, so genannte Bilderbuch-Menschen, die auf Jahrmärkten und im Zirkus auftraten.

In Deutschland setzte in den 80er Jahren des 19. Jahrhunderts eine Tätowierwelle ein. Die Sucht nach Tätowierungen ebbte danach nie wirklich ab, trat lediglich zuweilen in den Hintergrund. In den 1970er Jahren erlebte die Tätowierung wieder ein Comeback mit der Rocker- und Bikerszene. Trotz ihrer Verbreitung wecken die Hautbilder bis heute Assoziationen mit Underdogs, Unterwelt, Prostitution, Abenteurern und »Asozialen«.

Nicht anders verhält es sich mit dem Piercing. Ähnlich wie beim Tätowieren liegen die Wurzeln auch hier weit zurück. Lehmfiguren aus dem Iran beweisen Mehrfach-Piercings im Ohrknorpel vor etwa 5000 Jahren. Die alten Mayas trugen Zungenpiercings, um so den Göttern ihre Unterwerfung zu demonstrieren. Im Tschad gibt es bis heute Frauen, die sich mit einem Aluminiumstab die obere Ohrmuschel durchbohren, um böse Geister abzuwehren. Stöcke in den Ohren der Azteken wiesen auf eine hohe gesellschaftliche Stellung hin. Bei den Inuits war es einmal üblich, sich die Wangen mit Walfischknochenscheiben zu durchstechen. Das bekannteste und auch am meisten verbreitete Piercing ist das Ohrlochstechen. Es war schon den alten Ägyptern geläufig, durfte aber damals nur an königlichen Ohren vorgenommen werden.

Eine besondere Variante des Piercings ist das Genitalpiercing. Im Kamasutra, dem berühmten Werk über die indische Liebeskunst, wird auf die lustfördernde Wirkung des Penispiercings hingewiesen. Das Intimpiercing wurde auch von anderen Völkern zur angeblichen Luststeigerung gepflegt.

Nach Europa kam das erste Piercing in Form von Ohrschmuck. Diesen Brauch brachten die Matrosen mit. Sie ließen sich zum Beweis ihrer ersten Äquatorüberquerung einen Ohrring einsetzen. Jede weitere Überquerung bedeutete einen zusätzlichen Ohrring. Erstaunlicherweise war es wie beim Tätowieren wieder der Adel, der sich an dieser absichtlich herbeigeführten Körperverletzung delektierte. Besonders das Intimpiercing fand Gefallen bei den Herren und Damen von Stand. Die Frauen trugen Brustwarzenringe als modisches Accessoire, die Herren ließen sich Penisringe stechen. Prinz Albert, Gatte der gestrengen Königin Viktoria (1819-1901) gilt als Erfinder des gleichnamigen Piercings (Prinz Albert Piercing, kurz PA). Das PA tritt durch die Harnröhre ein und etwa am unteren Ende der Eichel oder tiefer an der Penisunterseite wieder hervor. Der Genitalring sollte den

Penis eng an den Körper anlegen, damit er sich in den damals modischen strumpfartigen Beinkleidern nicht zu sehr abzeichnete.

Irgendwann verschwand diese Form der Selbstverstümmelung in der Versenkung, um dann mit der Punk-Bewegung der 1970er Jahre wieder an die Oberfläche zu schwappen. Damals schockten die Jugendlichen nicht nur mit ihrem Mülltonnen-Outfit, sondern vor allem mit ihren Sicherheitsnadeln, die Nase, Augenbraue oder Wangen zierten. Damit konnte sich in den 1980ern auch die SM- und die Fetisch-Szene an die Öffentlichkeit wagen, die ihre gewöhnungsbedürftigen Bräuche nun nicht mehr länger verstecken musste. Während in dieser Szene das Piercen vor allem eine spirituelle und sexuelle Funktion erfüllt, hat der Gebrauch von Piercings bei Jugendlichen heute lediglich Spaßcharakter. Wer nicht gepierct ist, gilt als uncool, langweilig, bieder. Das gilt natürlich auch für Tattoos. In beiden Fällen geht es eher um die Nachahmung von Vorbildern aus der Musik- und Filmszene, die mit gepiercten Näschen oder Bauchnabeln über Bühne und Leinwand hüpfen.

Sie sehen, der Wunsch, schön zu sein, hat viele, seltsame, unbarmherzige und brutale Facetten. Bertold Brecht war der Ansicht, »Schönheit entsteht durch die Überwindung von Schwierigkeiten«. Und die gab es zuhauf, wie Sie in der nun folgenden Zeitreise durch die Geschichte der Schönheit feststellen werden.

DIE VENUS VON WILLENDORF

Erste Etappe ist Mitteleuropa, genauer gesagt Österreich. Dort wurde die Venus von Willendorf gefunden. Eine Figur aus Kalkstein, ausgegraben 1908 bei Willendorf in der Wachau. Entstanden ist sie in der Altsteinzeit, etwa um 25 000 v. Chr., und sie gilt heute als eines der bekanntesten archäologischen Fundstücke Österreichs. Solche als Venus-Statuetten bezeichneten Frauenfiguren wurden von Sibirien bis Südwesteuropa hergestellt. Die starke Betonung der großen Brüste, des gewölbten Bauches, der runden Oberschenkel und des ausladenden Gesäßes symbolisieren Fruchtbarkeit und Schwangerschaft. Das Gesicht bleibt bei all diesen Figürchen völlig konturlos. Neben den stehenden Venus-Statuetten wie der Venus von Willendorf gibt es auch sitzende oder hockende Figuren, vermutlich eine Darstellung der Gebärhaltung.

Der Glaube, dass ein kräftiger Körperbau mit Gebärfähigkeit einhergeht, ist ein Relikt des Altertums, hat sich aber zum Teil bis in die Neuzeit gerettet. Man spricht selbst heutzutage noch bei Frauen mit ausladenden Hüften von einem »gebärfreudigen Becken«. In vielen afrikanischen und arabischen Ländern versinnbildlicht eine Frau mit üppigen Formen den Erfolg des Ehemannes und ist ein deutlicher Beweis für die Zugehörigkeit zur Oberschicht. Da darf es – auch heute noch – ruhig ein wenig mehr sein.

DAS ALTE ÄGYPTEN

Unsere nächste Etappe ist Ägypten. Anders als die Steinzeit war das alte Ägypten von einer schlanken Silhouette geprägt. In allen Dynastien Ägyptens (ca. 3000 bis 300 v. Chr.) hatte die Ästhetik einen hohen Stellenwert. Gutes und gepflegtes Aussehen war für beide Geschlechter von großer Bedeutung. Denn äußere Schönheit setzten die Ägypter gleich mit innerer Vollkommenheit, und die war notwendig für einen langen, schönen Aufenthalt im Jenseits – das erklärte Ziel aller Ägypter.

Allerdings standen dem Wunsch nach äußerer Schönheit recht opulente Mahlzeiten im Weg. Es wurde gerne gut und viel gegessen. Da auf diese sinnlichen Genüsse niemand verzichten wollte, schob man sich die Pfauenfeder in den Hals, um damit das Erbrechen herbeizuführen. Danach wurde hemmungslos weitergeschlemmt. Die Bulimie ist also keineswegs eine Erfindung der Neuzeit. Beliebt waren auch Abführmittel, um der Nahrung im Körper gar nicht erst ein Bleiberecht zu sichern.

Die Ägypter betrieben eine intensive, rituelle Körperpflege, widmeten sich ausdauernd ihrer Schminkkunst. Stunden um Stunden verbrachten Männer und Frauen damit, ihre Körper zu baden, zu salben und zu ölen und mit duftenden Essenzen einzureiben. Zur Mundreinigung wurden Kräuter gekaut. Körperbehaarung galt als unästhetisch und man rückte ihr mit einer wachsähnlichen Masse aus Zucker und Limonensaft zu Leibe. Nach der Pflege wurde der Körper schließlich bemalt: Fingerspitzen, Handflächen und Fußsohlen der Ägypterinnen leuchteten im beliebten Hennarot, das auch zur Lackierung von Finger- und Fußnägeln benutzt wurde. Die Verwendung von Henna hatte sehr wahrscheinlich nicht nur dekorative, sondern auch medizinische Hintergründe, denn Henna galt und gilt heute noch als Heilpflanze, um Brandwunden, Hautrisse und Entzündungen zu behandeln. Die Schminke diente ebenfalls als Schutz vor den Sonnenstrahlen.

Die Ägypterinnen gelten als Erfinderinnen des Augen-Make-ups. Grün wurde das untere Augenlid betont, schwarz oder dunkelgrau das obere und die Wimpern. Auf die Lippen wurde mit einem Schilfrohrzweig eine Paste aus dem roten Farbstoff des Hennastrauches aufgetragen. Als Spiegel diente den vornehmen Ägypterinnen eine Scheibe aus Silber oder Gold. Ihre

Kosmetika bewahrten die Damen vom Nil in hübsch geformten und verzierten Tiegeln, Töpfen und Krügen auf. Üppiges Haar galt ebenfalls als ein Attribut der Schönheit. Wer von Natur aus nicht so reich ausgestattet war und es sich leisten konnte, ließ sich Perücken in auffallenden Farben und Formen anfertigen. Grüne oder blaue Haarschöpfe waren keine Seltenheit. Und keineswegs war es nur den Frauen vorbehalten, solche modischen Narreteien zu begehen, die Männer mischten kräftig mit. Wenn es zu einem Festgelage ging, griffen die Damen zu einem duftigen Trick: Sie setzten einen Pomadeklecks auf das fertig frisierte Haupt. Diese Masse schmolz im Verlauf des Abends in der Hitze und verströmte angenehme Wohlgerüche.

Kein anderes Volk des Altertums entwickelte so viel Phantasie und Geschick, bewies so viel Geschmack bei der Schmuckherstellung wie die Ägypter. Schmuck war für sie so selbstverständlich wie die Kleidung oder das tägliche Schönheitsritual. Zumal er mehr als nur Zierde bedeutete. Man trug ihn als schützendes Amulett, da die Ägypter von seinen magischen Kräften überzeugt waren. Die höchste Wertschätzung hatte das Gold wegen seines Glanzes und seiner Beständigkeit. Aber auch andere Metalle und Gesteine wurden zu Geschmeide verarbeitet. Armbänder, Halsringe, Ohrringe und Kartuschen schmückten im Übrigen nicht nur die Lebenden, sondern auch die Mumien. Das Streben nach dem Jenseits erforderte den Erhalt der Schönheit der Toten. Ihren Gräbern wurde nichts vorenthalten, was den Ägyptern im Diesseits wichtig war. Dazu gehörte der Schmuck ebenso wie Spiegel, Schminkbehälter, Perücken oder Kämme.

Die Vorstellung von Schönheit und Ästhetik des alten Ägypten kommt unserem heutigen Ideal sicherlich am nächsten und legte den Grundstein für die Kultur des Abendlandes.

DAS ANTIKE GRIECHENLAND

Nach rund 3000 Jahren war die Blütezeit der Ägypter vorbei. Als Alexander der Große 332 v. Chr. Persien eroberte, fiel ihm auch Ägypten fast kampflos in die Hände. Damit begann die Antike, die griechische Zeit im alten Ägypten. Die Machtverhältnisse änderten sich, die Vorstellung von Schönheit blieb. Die Griechen hatten am ägyptischen Schönheitsideal wenig auszusetzen. Waren sie es doch, die die vielen duftenden Essenzen, Cremes und Enthaarungsmittel herstellten und nach Ägypten exportierten. Natürlich benutzten die Griechen ihre Produkte auch selbst, schließlich trachteten sie ebenfalls nach einem schönen Körper, in dem eine edle Seele wohnen sollte. Sie frönten ihrer Pflegelust in Badehallen. Nach dem Bade wurde gesalbt, geölt und parfümiert. Ihre Duftkompositionen bestanden unter anderem aus Essenzen von Weinblättern, Äpfeln, Rosen, Majoran und Iris. Manche benutzten sogar für jeden Körperteil einen anderen Duft. Körperbehaarung empfanden die Griechen wie die Ägypter als unästhetisch und entfernten den lästigen Pelz mit Pinzetten und Cremes. Wobei der Begriff Creme nicht so ganz zutrifft. Es handelte sich dabei um eine Paste aus Kalk und Arsentrisulfid, mit der unerwünschter Haarwuchs beseitigt wurde. Die Prozedur war sicherlich ähnlich schmerzhaft wie mit Wachs, das heute noch teilweise zur Enthaarung verwendet wird.

Die Griechen waren die Ersten, die sich intensiv mit der Frage beschäftigten, was eigentlich Schönheit ausmacht. Bei ihnen stand vor allem die Symmetrie im Vordergrund. Die Linie zwischen den Brustwarzen einer Frau sollte genauso lang sein wie die Linie von einer Brustwarze zum Bauchnabel. Daraus ergibt sich ein gleichschenkliges Dreieck, also eine geometrische Figur. Dieses sehr mathematisch anmutende Ideal spiegelt sich in den Statuen wider, deren Schönheit wir heute als klassisch bezeichnen. Die wohl berühmteste Vertreterin ist die Venus von Milo mit ihrer athletischen Figur und den mittelgroßen, straffen Brüsten. Im Gegensatz zu ihrem schön modellierten Körper wirkt das Gesicht allerdings fast ein wenig herb.

Wie wichtig die Griechen die harmonische Ausgewogenheit des Körpers mit den richtigen Proportionen erachteten, zeigte ihre Sportbesessenheit, schließlich waren sie die Erfinder der Olympischen Spiele. Doch zunächst pflegten sie die Gymnastik, welche sie zu einer wahren Kunstform erhoben. Der Körper sollte durch eine gleichmäßige, stetige Ausbildung entsprechend geformt werden. Wie ernst die Griechen diese Körpererziehung nahmen, zeigt sich daran, dass die Gymnastik zur staatlichen Institution und durch genaue Gesetze geregelt wurde. In Sparta war die Gymnastik auch den Mädchen gestattet. Sie waren sogar bei Wettkämpfen zugelassen.

Ihren Schönheits- und Pflegekult trieben die Griechen übrigens so weit, dass sie sogar ihre Götterstatuen schminkten und ihreHaustiere mit Parfüm besprühten.

Eine helle, fast weiße Haut war bei den Griechinnen sehr begehrt. Also musste der von Natur aus dunklere Teint gebleicht werden. Das geschah mit einem äußerst giftigen Mittel. Blei wurde mit Wachs, Öl und Eiweiß zu einer Paste, genannt Bleiweiß, verrührt und als Make-up auf das Gesicht aufgetragen. Der weiße Teint sollte den starken Gegensatz zu den blutroten Lippen betonen. Die weiße Gesichtsfarbe hatte allerdings ihren Preis: Das Blei verursachte äußerst unangenehme Nebenwirkungen, u.a. Schwindel, Koliken, Blutarmut, Gliederlähmung, mitunter sogar Blindheit. Diese gefährliche Mischung schmierten sich die Frauen bis ins 18. Jahrhundert auch in Europa ins Gesicht, nachdem die Kreuzritter das Rezept von ihren Reisen mit nach Hause brachten.

Die griechischen Männer blieben von solcherlei gesundheitsgefährdenden Experimenten verschont, da bei ihnen weiße Haut als weibisch galt. Ein Mann durfte, ja musste sogar gebräunt sein, zeugte das doch von einem aktiven, sport- und kampfbetonten Leben im Freien.

Während der Frühzeit der griechischen Antike fielen die Haare bei Männern und Frauen lang auf die Schulter herab. Kleine Stirnlocken wurden mit einem so genannten Calamistrum geformt, einem Vorläufer des heutigen Lockenstabs. Das war ein Metallrohr, in das ein erhitzter Stab aus Bronze oder Kupfer eingeführt wurde. Die Haare wurden dann um dieses Rohr gewickelt und zu Locken geformt. In der auf die Frühzeit folgenden Klassik betonten die Frauen den Hinterkopf mit aufgesteckten Knoten. In offenes Langhaar wurden Bänder eingeflochten. Erstmals begannen sich die Männer in Sachen Haarmode von den Frauen abzugrenzen. Sie trugen ihre Bärte und Haare lang, wenn sie Philosophen und Dichter waren. Kurz und gelockt zeigten sich Sportler und Soldaten. Gegen Ende der griechischen Antike, in der hellenistischen Zeit, stieg blond zur bevorzugten Haarfarbe auf (ähnlich wie heute). Da die Frauen viel Zeit hatten, ließen sie sich das Haar häufig einfach von der Sonne ausbleichen. Es gab aber auch diverse Haarfärbemittel, zum Beispiel Safran, mit denen sich das begehrte Blond erreichen ließ.

Die Frauen brachten Stunden damit zu, immer wieder neue Frisuren auszuprobieren. Der Grund war nicht nur reine Eitelkeit. Im alten Athen war das gepflegte Aussehen der Frauen so wichtig, dass ein Tribunal errichtet wurde, das über Frauen urteilte, die sich in der Öffentlichkeit nicht vorschriftsmäßig kleideten oder eine unordentliche Frisur hatten. Sie wurden mit Geldstrafen belegt. Wie stark die damalige Gesellschaft von Männern dominiert war, zeigt sich daran, dass sie von solchen Strafgerichten verschont blieben.

DIE RÖMER

500 v. Chr. wurde Griechenland zu einer römischen Provinz und damit endete seine Blütezeit. Glücklicherweise bedeutete das aber nicht das Aus für griechische Kultur, denn die Römer übernahmen sie und entwickelten sie weiter. Der Körperkult blieb bestehen, ja er wurde sogar ausgebaut. Die reichen Römerinnen und Römer vergnügten sich in Badehäusern und Thermen und versuchten mit Schwitzbädern, Massagen und Einölungen ihre Körperform zu verschönern und zu erhalten. Äußerst beliebt war das Baden in Ziegen- oder Eselsmilch. Das Ergebnis war – der Überlieferung nach – eine sanfte, weiche Haut. Poppäa, die zweite Frau von Kaiser Nero,

bekannt für ihre Exzentrizität, badete täglich in Eselsmilch und hielt sich dafür eine Herde von mehreren hundert Tieren. Dass das nur ein Privileg reicher Römer sein konnte, versteht sich von selbst.

Für den schmerzlichen Abschluss eines solchen Badetages sorgte der so genannte Epilator (epilieren = Auszupfen der Haare). Der Epilator war ein Sklave, der ausschließlich für die Entfernung störender Körperhaare verantwortlich war. Denn auch bei den Römern war Körperbehaarung verpönt und man ließ sie durch Wachse, Bimssteine und Harze entfernen. Wer konnte, leistete sich schließlich noch eine Ornatrix (lat. ornare = schmücken), ebenfalls eine Sklavin, die für die Verschönerung des Gesichtes zuständig war, zweifellos eine Vorläuferin unserer heutigen Kosmetikerin. Die Schminkkunst war keineswegs den Frauen vorbehalten. Die Männer nutzten ebenfalls die kleinen Tricks der dekorativen Kosmetik. Und das Schönheitspflästerchen setzte im weiblichen Gesicht ebenso Akzente wie im männlichen. Die Augen wurden betont, die Haare gekräuselt, die Lippen bemalt. Gesichtsmasken aus Eselsmilch, Honig, Mehl und Hefe wurden zur Pflege und zur Vorbeugung von Falten aufgelegt, die Zähne reinigte man mit Hirschmarksalbe.

Viel Aufmerksamkeit widmeten die Römerinnen ihren Haaren. Wie einst im antiken Griechenland, war blond sehr gefragt. Und es waren übrigens die germanischen Sklavinnen, auf deren helle Schöpfe die dunklen Römerinnen neidisch schielten. Nicht selten schnitt man den armen Mädchen die Pracht kurzerhand ab. Daraus wurden Perücken und Toupets gefertigt. Häufig ließ sich die römische Herrin auch einfach blonde Strähnen in ihr Haar flechten. Wer keine Sklavin hatte, die er um ihr Haupthaar bringen konnte, bearbeitete die eigenen Haare mit Bleichmitteln wie Seifenbeize und Birkenasche. Sehr verbreitet waren auch seltsame Hüte, die nur aus einem Kopfband mit breiter Krempe bestanden. So konnte man sein Haar herausziehen und von den gleißenden Sonnenstrahlen bleichen lassen. Mit dem Calamistrum wurden die Haare dann noch bearbeitet, um entsprechende Locken, Löckchen und Wellen zu erzielen. Nicht überliefert ist, ob das Haar der Römerinnen solche Prozeduren nicht irgendwann übel nahm und abbrach. Dies konnte aber kaum ausbleiben, wenn man bedenkt, mit welch scharfen Mitteln die Haare traktiert wurden. Aber vermutlich griff man im schlimmsten Falle auf eine Perücke zurück. Mit ihren Haaren trieben die Römer einen ebenso unglaublichen Kult wie die Griechen mit ihrer dekorativen Kosmetik. Während letztere, wie schon erwähnt, selbst ihre Götterstatuen schminken ließen, sorgten die Römerinnen dafür, dass ihre in Stein gehauenen Porträts den Haarputz im jeweils neuesten Trend trugen.

Einfacher hingegen war die Kleidung, die noch einen deutlich griechischen Einfluss aufwies. Aber, man lese und staune: Die Frauen trugen unter ihren Gewändern ein so genanntes Strophium, ein Band, welches die Brust stützte. Das Band war entweder aus Stoff oder weichem Leder. Dieser antike Büstenhalter könnte durchaus der Vorläufer unseres heutigen BHs sein.

Bei so viel Körper- und Schönheitskult verwundert es überhaupt nicht, dass die Zeichen des Alters und des Verfalls schon damals mit allen Mitteln bekämpft wurden. Schön war nur, wer jung war. Kommt uns das nicht bekannt vor?

Und deshalb wurden graue Haare gefärbt, Falten und müde Gesichter mit Puder und Cremes zugekleistert, schütteres Haar mit einer Perücke bedeckt. Nur von der ästhetischen Chirurgie hatte man damals – zum Glück – noch keine Ahnung.

DIE GERMANEN

Verlassen wir nun die mediterrane Region und kommen wir in den kühlen Norden Europas, zu den Germanen, die sich etwa um 1600 v. Chr. bis 800 n. Chr. im Norden Deutschlands und in Südskandinavien ansiedelten. Innerhalb der Germanenvölker gab es die Nord-, West- und Ostgermanen.

Wie schon die Ägypter, Römer und Griechen galten auch die Germanen als äußerst reinliches Volk. Mit einer Seife, die aus Holzasche und Wollfett hergestellt wurde, wusch man sich im Meer, in Flüssen und Bächen. Es gab auch kleine Badehäuser, die sich am Rande der germanischen Siedlungen befanden. Die Siedlungen waren recht klein und entstanden ziemlich zufällig. Aufgrund archäologischer Ausgrabungen vermutet man, dass sie meist nur aus rund 200 Menschen bestanden.

Die Germanen zeigten sich zwar äußerst reinlich, aber dekorative Kosmetik war ihnen völlig fremd. Lediglich den Haaren wurde eine gewisse Aufmerksamkeit geschenkt. Frauen und Männer trugen sie lang und meist offen. Zur Abwechslung flochten die Frauen sich hin und wieder Zöpfe oder steckten sie mit einem Haarnetz aus Wolle im Nacken hoch. Natürlich gab es auch bei den überwiegend blonden Germanen dunkelhaarige Menschen. Mit einer scharfen Beize aus Milch und Kalk versuchten sie dieses »Manko« auszugleichen. Wie groß die Bedeutung der Haare war, ist daran zu erkennen, dass Sklaven und Kriegsgefangene zur Strafe kahlgeschoren wurden. Viele Männer färbten ihre Haare rot, wenn sie gegen die Römer in den Krieg zogen, um Angst und Schrecken zu verbreiten. Da die Frauen für ihr langes Haar nur wenig Schmuck zur Verfügung hatten, begnügten sie sich mit Einsteckkämmen aus Holz oder Knochen. Später, als die Bronze entdeckt wurde, wuchs die künstlerische Kreativität. Es entstanden schöne Schmuckstücke und die Kämme und Spangen für die Haare wurden fortan aus Bronze gefertigt.

DAS CHRISTENTUM

Einschneidende Veränderungen in Sachen Schönheit und Mode gab es erst mit dem wachsenden Einfluss des Christentums. Im Frühmittelalter, das je nach Interpretation vom 5./6. Jahrhundert bis zum 11. Jahrhundert (n. Chr.) dauerte, fand eine umwälzende Veränderung der herrschenden Verhältnisse statt. Aus der spätantiken-mediterranen Welt entstand das so genannte europäische Mittelalter. Durch Völkerwanderungen kamen Germanen und Slawen mit der Kultur der Antike und mit dem Christentum in Berührung. Obwohl das Römische Reich im Zerfall begriffen war, konnte die antike Kultur vorerst noch weiter bestehen und wurde von den Germanen zumindest teilweise übernommen. Die Idee des Imperium Romanum überlebte. Karl der Große (748-814) versuchte eine Wiederbelebung im »Heiligen Römischen Reich deutscher Nation«.

Doch zunächst zerfiel der römische Staat und als übergeordnete Institution blieb die katholische Kirche übrig, die immer mehr an Macht gewann. Um das Christentum zu etablieren und die »Heiden« zu vertreiben, folgten die Ritter 1095 einem Aufruf von Papst Urban II. zum Kreuzzug. Die anfangs noch religiösen Motive wichen bald politischen Machtinteressen.

Mit den Kreuzzügen hielten antike und orientalische Einflüsse Einzug ins europäische Mittelalter. Die Kreuzritter, in der Fremde gewohnt, ihre müden und zerschundenen Körper in warmem Wasser zu baden, mochten zu Hause auf diesen Luxus nicht mehr verzichten. Dieses Privileg genossen laut Vorschrift der Kirche bis dahin nur die Kinder. Dank der Kreuzritter änderte sich das. Nun wurde zwei- bis dreimal pro Woche ein Badetag ausgerufen. Die so genannten Bader, jene, die auch Haare schnitten und Zähne zogen, stellten heißes Wasser in hölzernen Bottichen zur Verfügung. Männer und Frauen seiften sich unter Scherzen und Lachen ein, Bademägde pflegten Nägel und massierten schmerzende Stellen. Die ärmere Bevölkerung, die sich ein Bad im Bottich nicht leisten konnte, übergoss sich mit warmem Wasser. Fahrende Musikanten fiedelten fröhliche Weisen, es wurden Speisen und Getränke gereicht. Der Badetag geriet zu einem regelrechten Vergnügungsfest.

Im Mittelalter trugen die Frauen ihr Haar entweder lang und offen oder flochten es zu Zöpfen. Als Schmuck dienten Reifen, Bänder und Blumenkränze. Die Kleidung war schlicht und musste den Körper bedecken. Denn im christlichen Hochmittelalter (Mitte des 11. bis etwa Mitte des 13. Jahrhunderts) wurde der kirchliche Einfluss immer stärker. Die beliebten Badefeste, die zugegebenermaßen gelegentlich ausuferten, waren dem Klerus ein Dorn im Auge. Deshalb wurden im 15. Jahrhundert getrennte Badestuben eingeführt, um das Zusammentreffen nackter Männer und Frauen zu verhindern.

Überhaupt bekam die Betonung körperlicher Vorzüge oder die Darstellung nackter Körper zunehmend einen sündigen Charakter. Die Kirchenvertreter lehnten jede Art von Körperlichkeit ab, denn nach der Vertreibung aus dem Paradies, die laut Bibel Eva zu verantworten hatte, führte der Weg zurück zu Gott, sprich ins Paradies, nur über Verzicht auf Lust und Freude. Erlösung durch Entsagung.

Da insbesondere der weibliche Körper der Stein des Anstoßes war, wurde er im Laufe der Zeit immer mehr tabuisiert und mit weiten Gewändern verdeckt. Auch die Haare verschwanden unter Tüchern, Schleiern oder dem Gebende, einer Kopfbedeckung aus einem flachen, runden Stirnband mit Rüsche und Kinnbinde. Das Gebende war allerdings verheirateten Frauen vorbehalten. Die Gesichter der Männer zeigten sich glatt rasiert, die Haare kurz geschnitten. Einzig die Ritter, an keine kirchlichen Vorgaben gebunden, pflegten sorgfältig ihr langes oder halblanges Haar. Für eine kurze Zeit, um 1130, war die Kleidung von Männern und Frauen kaum zu unterscheiden. Alles war lang, ob Mantel, Kleid oder Tunika. Nirgendwo sah man ein Stückchen Fleisch durchschimmern. Auch in der Malerei wurde der weibliche Körper vernachlässigt. Die Darstellungen muten eher androgyn an, manchmal sind die Geschlechter schwer unterscheidbar: Schmal das Becken der Frau, eine kaum angedeutete Brust, der Bauch flach.

DIE GOTIK

Diese vehemente Verleugnung von Körperlichkeit löste sich zu Beginn der Gotik (zirka 1140 bis 1500) langsam auf. Es wurde wieder mehr Wert auf die äußere Erscheinung gelegt, wenngleich sie stark verhüllt blieb. In Frankreich zumindest – der Hof von Burgund war richtungsweisend in Sachen Mode – trugen die Frauen sehr tief ausgeschnittene Kleider, die in der Taille eng gegürtet waren. Während des gesamten Mittelalters wurden sehr kräftige Farben bevorzugt. Im späten Mittelalter hielt zum ersten Mal die Farbe Schwarz Einzug in die Modewelt und eroberte sich schnell einen festen Platz.

Das Schönheitsideal hatte sich vom schlanken, durchtrainierten, wohlproportionierten Körper der Antike inzwischen ziemlich weit entfernt. Die Brüste der Frauen waren klein, der Bauch weich und rund. Die Haare durften lang sein und wurden häufig zu Zöpfen geflochten. Beliebte Haarfarben waren blond und schwarz. Insbesondere rothaarige (aber auch andere) Frauen liefen in dieser finsteren Zeit des Mittelalters Gefahr, als Hexe auf dem Scheiterhaufen verbrannt zu werden.

Erinnern Sie sich noch an die Badestuben aus der Zeit der Antike und der Kreuzritter? Was waren das doch für hygienische Zeiten. Jetzt schlossen immer mehr Badestuben ihre Pforten, da die Ärzte der Meinung waren, dass sie eine Brutstätte für Krankheitserreger waren. Das mag vielleicht sogar gestimmt haben. Denn Pest, Syphilis und Aussatz breiteten sich in rasender Geschwindigkeit aus. Und es ist nicht auszuschließen, dass kranke Menschen nicht rechtzeitig vom Besuch einer, wohlgemerkt öffentlichen, Badestube ausgeschlossen wurden. Auf diese Weise war die Ansteckungsgefahr natürlich groß und Krankheiten konnten sich in der Tat sehr leicht verbreiten.

Für die Kirche war das öffentliche Baden ohnehin der Inbegriff des sittlichen Verfalls, so dass sie nichts gegen das langsame Sterben der Badestuben unternahm. Auf der Strecke blieb die Hygiene – und das bis weit ins 17. Jahrhundert. Gewaschen wurden lediglich Gesicht und Hände. Mit einem täglichen Wäschewechsel glaubte man der Hygiene zu genügen. Unangenehme Körpergerüche wurden literweise mit schweren Duftkompositionen überdeckt.

DIE RENAISSANCE

Der Gotik folgte die Renaissance, die Zeit der Wiedergeburt. Der Geist der Antike war immer noch nicht verblasst, jetzt versuchte man, Kunst und Philosophie jener Zeit wiederzubeleben. Die Epoche der Renaissance gilt als Reformation, denn hier begann die Neuzeit, der Übergang vom Mittelalter zur Moderne, zur Aufklärung und später zur Industrialisierung. Denken Sie an Johannes Gutenberg, der 1445 den Buchdruck entwickelte, an Columbus' Entdeckung von Amerika 1492, an den Reformator Martin Luther, der 1517 seine 95 Thesen an die Tür der Schlosskirche zu Wittenberg nagelte.

Die Renaissance setzte in verschiedenen europäischen Ländern zu unterschiedlichen Zeiten ein. Die geistige Erneuerung fand vor allem im 14. Jahrhundert statt.

Die Suche der Menschen führte zu einer Aufbruchstimmung in allen

Bereichen. Die Freigeister nahmen insbesondere die Kirche ins Visier, deren Fesseln sie abstreifen wollten. Und so entdeckten die Menschen während der Renaissance nach und nach ihre Sinne wieder, die Lust auf Leben wuchs. Auch in der Kunst zeigte sich die Veränderung. Auf der Leinwand waren wieder nackte Körper erlaubt. Frauen zeigten Rundungen bei Bauch, Po und Taille. Die Adelige Lucrezia Panciatichi, um 1540 von Angelo Bronzino gemalt (allerdings bekleidet), feierte man als Schönheitsideal jener Zeit. Ihr porzellanfarbener Teint galt als Ausdruck höchster Anmut.

Wer keine alabasterfarbene Haut hatte, griff zu Bleichmitteln. Sie erinnern sich an die giftige Bleiweißpaste, die schon in der Antike für eine Aufhellung der Gesichtshaut sorgte? Sie hielt nun auch Einzug in die Kosmetikdöschen der feinen Hofdamen. Die starken Hautschädigungen, die ausfallenden Zähne und andere Nebenwirkungen wie Gliederlähmung oder Erblindung nahmen die Damen billigend in Kauf. Hauptsache schön blass. Königin Elisabeth I. von England frönte ihr Leben lang dieser giftigen Leidenschaft. Da sich jedoch irgendwann die Auswirkungen dieser schädlichen Paste in ihrem Gesicht zeigten, mussten alle Spiegel in ihrer Umgebung entfernt werden. So wird es jedenfalls kolportiert.

Das Zeug war nicht nur giftig, sondern auch teuer. Doch blass wollten sie alle sein. Wer sich das Original nicht leisten konnte, würgte eine ekelhafte Mischung aus Kohlenstaub, Kerzen, Kies und Asche hinunter. Das daraus resultierende Erbrechen sorgte für den gewünschten Hautton, der bei manchen Frauen zusätzlich sicherlich noch einen leichten Grünstich aufwies. Zur Pflege der geschundenen Haut benutzten die eleganten Damen und Herren Schönheitselixiere aus Milch, Honig, Alkohol und Kräutern sowie extrem starken Duftstoffen. Letztere waren allerdings auch vonnöten, da der Umgang mit Wasser verpönt war. Also mussten die Körperausdünstungen mit möglichst starken Parfüms übertüncht werden.

Nicht nur die Haut wurde malträtiert. Es kam in Mode, Belladonna, den giftigen Saft der Tollkirsche, in die Augen zu träufeln, damit diese den begehrten träumerischen Glanz bekamen. Das darin enthaltene Alkaloid Atropin löste bei übermäßigem Gebrauch eine Hornhauttrübung aus, die zur Erblindung führen konnte.

Da sich das einfache Volk solche Tollheiten aus finanziellen Gründen nicht leisten konnte, lebten die Menschen von niederem Stande meist reinlicher und gesünder als ihre hohen Herrschaften. Sie mussten sich häufiger mit Wasser begnügen, da sie den Gestank nicht mit Duftwässerchen verdecken konnten.

Ein Folterinstrument aus Spanien

In Spanien, damals eine sehr einflussreiche Nation, erblickte ein Folterinstrument das Licht der Welt, das Frauen noch über Jahrhunderte tyrannisieren sollte: das Korsett. Pate bei dieser Idee stand der Brustharnisch der Männer, die diese Eisenteile zu offiziellen Anlässen trugen. Die daraus resultierende »stolze, aufrechte« Haltung sollte den Frauen nicht vorenthalten werden. Zumal diese Körperhaltung eine ganz »natürliche« Distanz zur Umwelt, insbesondere den Dienstboten, herstellte. Die ersten Korsett-Exemplare bestanden aus Stoff- und Ledermiedern, in die Holzstücke, manchmal auch Metallteile eingenäht wurden. Die Mieder sollten erst einmal nur die Figur stützen, noch war kein Angriff auf die Taille in Sicht. Die Brüste wurden nicht hervorgehoben, sondern regelrecht plattgedrückt, was eine flache Silhouette bewirkte. Das Plattdrücken der Brüste geschah mittels Bleiplatten, die in das Korsett eingearbeitet wurden.

Im Gegensatz zu den möglichst enggeschnürten Oberteilen zeigten sich die Reifröcke der Damen sehr ausladend. Die Franzosen kultivierten diese riesigen Krinolinen und brachten es gut und gerne auf Umfänge von fünf Metern. Ihre Haarpracht zierten die Frauen in der Renaissance gerne mit einem weiblichen Pendant zum Barett oder mit Haarnetzen, Schleiern und Girlanden. Und noch eine Besonderheit gab es zu jener Zeit: Schlitze in der Kleidung. Diese Idee wurde als Dekorationselement lange beibehalten.

DER BAROCK

Das Zeitalter des Barock (1600 bis 1720), das sich der Renaissance anschloss, wurde von drei Elementen bestimmt: Absolutismus, Kirche und Antike. Der Absolutismus zeigte sich nicht nur in der Herrschaftsform, dem allein regierenden König oder Fürsten, sondern auch in der Bauweise. Noch heute zeugen prächtige Schlösser wie Versailles, Schönbrunn und Nymphenburg von dieser überquellenden, üppigen Zeit. Bälle, Empfänge, Opern, Ballett- und Theateraufführungen lösten sich in rascher Reihenfolge ab. Ein riesiger Hofstaat war vonnöten, um die Bedürfnisse der Herrscher zu befriedigen.

Im gleichen Fahrwasser schwamm die katholische Kirche. Sie musste nach der Lutherischen Reformation von 1517 wieder Boden gewinnen. Im Zuge der Gegenreformation entstanden monströse barocke Bauwerke mit Marmorsäulen, farbigen Deckenmalereien, vergoldeten Heiligenfiguren, raffinierter Fenstergestaltung. All das sollte die Gläubigen von der Allmacht der katholischen Kirche überzeugen und sie wieder in Scharen in die Gotteshäuser locken.

Daneben wurde die Tradition der Antike hochgehalten. Schriftsteller wie Seneca, Homer, Aristoteles, Vergil oder Ovid waren die großen Vorbilder. Viele Dichter des Barock versuchten den antiken Vorbildern nachzueifern.

Hemmungslosigkeit und Zügellosigkeit kennzeichneten diese Epoche. Das machte sich auch bei der weiblichen Figur bemerkbar. Der Übergang von wohlgenährt zu korpulent war fließend. Der Begriff der Rubensfigur wurde geprägt und ist auf den Gemälden jener Zeit ausführlich zu bewundern: Ausladendes Gesäß, Speckbäuche, dralle Schenkel und Oberarme, üppige Brüste.

Doch in der Öffentlichkeit durfte frau sich mitnichten so zeigen. Die Damen der Gesellschaft (und natürlich immer nur diese) zwängten sich ins Korsett, um ihre überquellende Fülle zu bändigen und zu kaschieren. Jenes Monstrum, das seine Anfänge in Spanien nahm, geriet zum absoluten Muss und wurde weiterentwickelt. Statt Holz oder Metall verwendete man nun Fischbein zur Versteifung. Das Ganze war zwar immer noch sehr starr, doch das Material war etwas leichter.

Ihre Haare trugen die Frauen gescheitelt und zurückgekämmt, möglichst gepudert und verziert mit Blumen, Schleifen und Schmuck. Die Herren entdeckten für sich die Perücke, die Allonge. Hygiene war immer noch ein Tabuthema, Ausdünstungen wurden mit Unmengen an Duftstoffen überdeckt. Man mag sich die olfaktorische Explosion nicht vorstellen, wenn sich die Damen und Herren nächtens entkleideten und der Lust frönten ...

Das barocke Zeitalter ging langsam ins Rokoko über, das wegen der schwierigen Abgrenzung häufig auch als Spätbarock bezeichnet wird und bis ca. 1780 dauerte. Die üppigen, schweren barocken Formen wurden leichter, zierlicher und zarter. Was man von der Haartracht der Herrschaften allerdings nicht behaupten kann. Insbesondere am französischen Hof zu Zeiten Ludwigs des XV. und XVI. wuchsen die Gebilde in abstruse Höhen. Weil mit dem eigenen Haar nicht so viel Staat zu machen war, griffen nun auch die Damen zu Haarteilen und Perücken. Die Haare wurden meist mit einer weißen Schicht aus Mehl bestäubt, um dem Ganzen Stabilität zu verleihen.

Stark geschminkte Gesichter waren das Schönheitsideal jener Zeit. Weiße Haut, erzielt durch die bekannte gesundheitsschädigende Bleiweißpaste, und rote Flecken auf den Wangen wirkten maskenhaft, galten aber als unverzichtbar und komplettierten erst das äußere Erscheinungsbild.

Das Korsett erfuhr nochmals eine Wandlung. Jetzt wurde es nämlich dazu benutzt, den weiblichen Oberkörper zu formen, sprich die Taille zu schmälern. Die Damen des Adels trugen Korsetts mit Rückenschnürung, wofür natürlich immer eine Zofe zur Hand sein musste. Die Frauen und

Mädchen aus dem Volke begnügten sich mit einfachen Miedern ohne Stützstäbe. Und weil sie keine Zofen hatten, war bei ihnen die Schnürung vorne. Zweifellos lebten diese Frauen beträchtlich gesünder. Denn bei den feinen Damen waren alsbald Ohnmachten an der Tagesordnung. Verursacht wurden sie durch viel zu eng geschnürte Korsetts, die das Atmen erschwerten, die inneren Organe quetschten, die Wirbelsäule verkrümmten und die Rippen verschoben. All dies geschah im Namen der Schönheit.

Die Französische Revolution (1789-99), die dem ausschweifenden Lebensstil und dem Absolutismus ein Ende setzte, läutete die Empirezeit (1789 bis 1815) ein. Die Reifröcke wurden durch Kleider ersetzt, deren Taille direkt unter der Brust ansetzte. Diese Mode war beim englischen Landadel schon zur Zeit der Schriftstellerin Jane Austen weitverbreitet. Das Korsett hatte ausgedient, zumindest die Engschnürung. Jetzt hielt etwas Einzug, was nach dem Strophium der Römerinnen – Sie erinnern sich an diese Bandagen aus der Antike – die Entwicklung des Büstenhalters fortsetzte. Im Englischen wurde dieses merkwürdige Kleidungsstück als »divorce corset« bezeichnet. *Divorce* heißt eigentlich Scheidung. Das trifft insofern zu, als die damalige Mode möglichst weit auseinander stehende Brüste verlangte, also eine Trennung. Diese versuchte man mittels dieses Büstenhalterkorsetts zu erreichen, in das ein dreieckiges Stück Metall eingearbeitet war, das im Busen getragen wurde. Auf diese Weise wurden die Brüste separiert.

DAS BIEDERMEIER

Im 19. Jahrhundert begann die große Zeit des Biedermeier (zirka 1815 bis 1850), häufig zweites Rokoko genannt. Der Begriff Biedermeier geht aus dem Pseudonym »Gottlieb Biedermeier« hervor. Dahinter verbargen sich mehrere Autoren, die in den Münchener »Fliegenden Blättern« Gedichte und Prosa veröffentlichten. Auf parodistische Weise wurde der Mensch des Biedermeier als naiv, obrigkeitshörig und harmoniesüchtig dargestellt. Ein »biederer« Bilderbuch-Kleinbürger eben. Das mag vielleicht etwas übertrieben sein. Tatsache ist, dass die Menschen des Biedermeier von den Kriegswirren und der Revolution genug hatten und versuchten, sich ein häusliches Idyll zu schaffen. Lese- und Liederabende im Familien- und Freundeskreis bestimmten die Salons.

In der Mode war der Empirestil passé, die Bürgersfrau des Biedermeier trug weite Röcke zu hochgeschlossenen Oberteilen. Der Gebrauch von Puder und Schminke war inzwischen stark reduziert, galt dieser Gesichtskleister doch als sehr anrüchig und unmoralisch. Dafür wurde jetzt – endlich – die Reinheit wieder zu einer Notwendigkeit, ja gar zu einer Tugend erhoben.

Üppiger und freizügiger fielen immer noch die Roben des Adels (inzwischen auch des Geldadels) aus und erinnerten an die Zeit des Rokoko, wenn auch weniger verspielt. Das Korsett feierte eine triumphale Rückkehr. Taille und Brustkorb wurden erneut bis zu Ohnmachtsanfällen enggeschnürt. Kaiserin Elisabeth von Österreich (Sisi) zum Beispiel war bekannt für ihren Ehrgeiz, eine möglichst schmale Taille zu zeigen. Allerdings sah man die Wespentaille fast ausschließlich bei Fest- und Abendgesellschaften, denn ein derartiger Panzer war schlicht nicht alltagstauglich. Doch auch jenseits aller Festivitäten wurde auf die Figur geachtet. Die durchschnittliche Biedermeierfrau trug ein stützendes Korsett, um ihre mütterliche Figur in Schach zu halten, die nach mehrfachen Geburten logischerweise etwas aus der Form geraten war.

Der Beginn der industriellen Revolution (in der zweiten Hälfte des 19. Jahrhunderts) machte mit der Erfindung der Nähmaschine (1846) das Korsett für fast alle Frauen und Mädchen erschwinglich. Denn jetzt konnte in großen Mengen produziert werden. Auch die Materialien, die dem Korsett Stabilität verliehen, änderten sich. Statt starrem Fischbein wurden leichtere Stahlwaren, Spiralfedern und Drähte eingesetzt. Das viktorianische Korsett wurde erfunden, das den Frauen zur so genannten Stundenglas-Silhouette verhalf. Nun waren einerseits die Korsetts etwas bequemer geworden, konnten andererseits aber noch enger geschnürt werden. Bis zu 40 Kilogramm Druck übten diese Korsetts aus, was mit der Zeit zu Deformationen der inneren Organe und schweren Schädigungen führte. Kein Wunder, dass Frauen ständig ohnmächtig wurden und irgendwann als sehr fragil und wenig belastbar galten.

Gegen Ende des 19. Jahrhunderts erhoben sich erste Stimmen von Frauenrechtlerinnen und Ärzten, die sich gegen diese ungesunde Einschnürung der Frauen wehrten. Das Korsett wurde zum Symbol für Unfreiheit und als Gefahr für die Gesundheit an den Pranger gestellt. Nach über vier Jahrhunderten der Schnürherrschafft dauerte es aber noch eine ganze Weile, bis das Korsett auf dem Scheiterhaufen landete.

DAS 20. JAHRHUNDERT

Spätestens seit dem Beginn der Industrialisierung fällt auf, dass sich Schönheits- und Modeideale viel schneller verändern. Das Tempo steigerte sich im 20. Jahrhundert weiter. Kaum hatte man sich an eine Mode gewöhnt, war schon die nächste fällig. Eine Strapaze, nicht nur fürs Auge, sondern auch für das Portemonnaie. Und so blieb es immer nur den Gutbetuchten vorbehalten, die ständig wechselnden Modetorheiten mitzumachen. Die weniger begüterten, dafür kreativen Frauen setzten sich an die Nähmaschine und nähten die Haute Couture einfach nach.

Die Jahrhundertwende wurde vom Jugendstil eingeläutet und gebar ein neuartiges Korsett, das, man glaubt es kaum, noch ungesünder war als die alten Folterinstrumente. Es war sehr lang und drückte den unerwünschten Bauch weg, so dass eine völlig flache Vorderfront entstand. Das behinderte die Frauen beim Gehen und Sitzen. Glücklicherweise war diesem Korsett keine lange Lebensdauer beschieden. Denn so langsam fanden die Menschen Gefallen an sportlicher Betätigung wie Turnen, Eislaufen, Radfahren, Golfspiel oder Tennis. Und dabei waren Korsetts schlichtweg hinderlich.

Die Mode der Männer blieb weiterhin schwarz und weiß, die Haare wurden kurz geschnitten, geschminkte Gesichter verschwanden, galten sie doch jetzt als unmännlich.

Um 1909 begannen in Deutschland, wenn auch zunächst vereinzelt, Schönheitswettbewerbe. Die erste deutsche Schönheitskönigin hieß Gerda Sieg und konnte ihr Aussehen Gewinn bringend vermarkten. Das Vorbild dieser Wettbewerbe kam aus den USA. Der geschäftstüchtige Amerikaner Barnum hatte schon 1854 die Idee, Schönheitswettbewerbe zur Unterhaltung zu veranstalten. Zunächst mussten Hunde, Katzen und Babys dafür herhalten, die der staunenden Öffentlichkeit präsentiert wurden. Frauen mochten sich für eine öffentliche Zurschaustellung noch nicht hergeben. Dafür machten erste Frauenfotografien in amerikanischen Magazinen die Runde.

Langsam startete in Deutschland die Reformbewegung und das Korsett machte sich zögernd auf den Weg in die Verbannung, doch völlig mochten die Damen noch nicht darauf verzichten. Aber wenigstens waren diese Stützgebilde nicht mehr ganz so steif. Hauskleider im schlichten Empirestil bestimmten das modische Bild. Die Röcke wurden schmaler, so schmal dass ein Exemplar um 1911 den Namen Humpelrock erhielt. Es war unmöglich in diesem Kleidungsstück ganz normal einen Fuß vor den anderen zu setzen. Den Frauen blieb nichts anderes übrig als zu trippeln oder zu humpeln. Ein Jahr später war dieser unsinnige Modespuk wieder vorbei.
Nach dem Ersten Weltkrieg gab sich die Damenmode zunehmend männlich. Die Goldenen Zwanziger begannen und führten zu einem völlig neuen Frauenbild. Grundlegend dazu beigetragen hatte die Einführung des Wahlrechts für Frauen und deren Beschäftigung in der Rüstungsindustrie. Die berufstätige Frau stand plötzlich im Mittelpunkt.

Marlene Dietrich verkörperte mit ihrem Hosenanzug, der Krawatte und der Zigarette in der Hand diesen neuen Frauentypus: selbstbewusst, selbstbestimmt, emanzipiert. Nicht immer zur Freude der Männer. Eine der dramatischsten optischen Veränderungen spielte sich damals auf dem Kopf ab. Die bis dahin übliche wallende Haarpracht fiel der Schere zum Opfer. Bubikopf, Garçon-Schnitt, Bob – das war die Haarmode der 1920er Jahre. Und wer dazugehören wollte, der musste sich im wahrsten Sinne des Wortes von seinen alten Zöpfen trennen. Für die Männerwelt war dies eine schwer zu verdauende Entwicklung. Und so manch eine Frau griff zu einer Notlüge, um die neue Frisur zu erklären: Sie habe sich das Haar versengt und deshalb musste es abgeschnitten werden. Was für Zeiten! Die neue Haarmode wurde durch extravagantes Make-up unterstrichen: Stark betonte Augen und Lippen wie einst in der Antike; die Augenbrauen wurden gezupft, falsche Wimpern angeklebt, die Nägel lackiert. In ihrer Erscheinung glichen die Frauen dem androgynen, schlanken Typ des frühen Mittelalters. Und endlich, endlich hatte das Korsett ausgedient. Bei den teils avantgardistischen Kleidern wäre dafür auch wahrlich kein Platz gewesen. Der Abend war meist irgendwelchen Tanzveranstaltungen (der Charleston war sehr en vogue) gewidmet und dazu trug die selbstbewusste Frau schmale, gerade geschnittene Kleider mit einem Rückendekolleté, das häufig bis zur Taille reichte. Ohne Zigarette, selbstverständlich mit Spitze, war das Erscheinungsbild nicht komplett. In den 1920ern galt vor allem eines: Frau wollte schockieren, provozieren. Coco Chanel war die führende Modeschöpferin jener Zeit und ihre Erfindung des »Kleinen Schwarzen« geriet zur Legende.

Die schmale Form der Mode und die Entdeckung des Sports führte in dieser Zeit jedoch auch zur ersten großen Diätwelle. Der Korsettwahn wurde durch einen Schlankheitswahn ersetzt. Diätrezepte in Zeitschriften, Diätratgeber und Diätkochbücher überschwemmten plötzlich den Markt. Anzeigen warben für Entfettungspillen, Abführmittel und diverse andere Schlankheitsmittel. Die Warnungen der Ärzte vor gesundheitsschädlichen Abmagerungs- und Hungerkuren verhallten ungehört. Die Magersucht, damals noch als Dickenwahnsinn bezeichnet, grassierte und wurde bald Gegenstand intensiver Forschung. Und schon zu dieser Zeit waren es die Medien, die für das Diktat des schlanken Körpers verantwortlich waren. Der Thalysia-Ratgeber aus Leipzig titelte 1929: »Weg mit dem Körperfett«, der Ullstein-Verlag brachte 1926 ein Sonderheft heraus, mit dem Ratschlag: »Iss gut und bleib schlank«. 1925 kam im Hugo Steinitz Verlag eine Schlankheitsfibel auf den Markt, die »Das Problem der schlanken Linie und seine Lösung« aufzeigte.

Kureinrichtungen, die sich zuvor ausschließlich der Regeneration kranker Menschen gewidmet hatten, entdeckten rasch den neuen Trend und boten Kuren im Dienste der Schlankheit an: Diät- und Bewegungstherapie,

Trinkkuren, Fastenkuren. Dr. K. Reicher, Leitender Arzt des Kurhotels Viktoria Bad Mergentheim veröffentliche 1928 seine ärztlichen Ratschläge in »Die Korpulenz – eine Gefahr«.

Schlanke Schönheit wollte zur Schau gestellt werden, so bekamen die Schönheitskonkurrenzen Aufwind. Am 5. März 1927 wurde im Berliner Sportpalast die erste Miss Germany gewählt. Stolze Siegerin war die 21-jährige Hildegard Quandt.

Mit dem Machtantritt der Nationalsozialisten kam nicht nur das Aus für die Misswahlen in Deutschland. Der selbstbewusste Frauentyp musste der mütterlichen, fürsorglichen, »anständigen« Frau weichen, die nichts anderes im Sinn hatte, als Kinder für den Führer zu gebären, diese entsprechend zu erziehen und sich in der Küche zu nützlich zu machen. Die Herrschaft der Nazis spiegelte sich in den 1930er Jahren natürlich auch in der Mode wider. Tagsüber trugen die Frauen biedere Kostüme und Mäntel, unübersehbar mit Uniformelementen. Die Haare sollten möglichst blond sein, wieder lang getragen werden, bzw. hochgesteckt oder in Zöpfe geflochten. Schminken war verpönt, Asexualität Trumpf. In der Abendmode wurde ein Anachronismus erkennbar. Sie zeigte sich mit einer glamourösen Mischung aus Filmkostümen, antiken Gewändern und Märchenkleidern und war natürlich aus Kostengründen nur den Frauen der Parteibonzen zugänglich. Frau Normal musste ihre vorhandenen Kleider umändern und mit Accessoires aufputzen, wollte sie wenigstens ein bisschen attraktiv aussehen.

Nach dem Ende des Zweiten Weltkrieges suchten die Menschen verzweifelt wieder nach Lebensfreude. Endlich war die Zeit des Schreckens, der Entbehrungen und Entsagungen vorbei. Nachdem sie ihre Kinder ohne Männer großziehen mussten und als Trümmerfrauen Übermenschliches geleistet hatten, wollten die Frauen sich erholen und wieder Frau sein – ein verständlicher Wunsch. Doch dabei gaben sie unmerklich die ehemals gewonnene Freiheit auf. Sie ließen sich wieder ins Korsett stecken und kehrten zurück an den Herd. Die Frauen standen erneut in der Küche, wuschen die Wäsche, erzogen die Kinder und abends, wenn der Gatte gestresst von des Tages Arbeit nach Hause kam, begrüßten sie ihn perfekt gestylt mit einem Küsschen. In den Zeiten des Wirtschaftswunders nach dem Krieg wurde die Frau zum Aushängeschild für den erfolgreichen Mann.

Nahrung erhielt dieses biedere Bild von der Hausfrau und dem trauten Heim durch das Fernsehen, das schon in den 60er Jahren zum Massenphänomen wurde. Schauten 1951 nur ganze 60 Fernsehteilnehmer in Deutschland in die Flimmerkiste (In den USA waren es bereits 10

Millionen!), steigerte es sich ein Jahr später auf 300. Und dann explodierten die Zuschauerzahlen: 1957 wurde die erste Million bejubelt. Mit dem Fernsehen kam etwas ins Haus, das unseren Alltag bis heute nachhaltig bestimmt: die Werbung.

Nicht nur das Fernsehen, auch die Wirtschaft boomte. Kaufhäuser schossen aus dem Boden, die Kunstfaser wurde erfunden – und die Konfektion. Das war eine Revolution. Denn damit hatte die Haute Couture, auch wenn es sie heute noch gibt, ausgedient. Kleidung von der Stange war fortan nicht nur ein gigantischer Wirtschaftszweig, sondern ermöglichte es allen Schichten, sich zu kleiden wie die Privilegierten. Massenproduktion, billigere Stoffe, günstige Herstellung machten es möglich. Das betraf alle Lebensbereiche, nicht nur die Mode, sondern auch Möbel und andere Einrichtungsgegenstände.

Modisch waren die 50- und 60er Jahre des 20. Jahrhunderts geprägt von sehr kräftigen Make-up-Farben. Aus heutiger Sicht sahen die Mädchen und Frauen aus, als wären sie in den Farbtopf gefallen. Dieses leicht schrille Aussehen war nach den grau-tristen Kriegsjahren eine nur allzu verständliche Reaktion. Die Kleider zeigten sich elegant oder verspielt, je nach Alter der Trägerin. Die Perlenkette wurde zum unverzichtbaren Accessoire und galt als Zeichen gediegener Eleganz. Nicht zu vergessen, Handtasche, Handschuhe und Hut. An den Füßen trugen die Damen hochhackige Pumps mit Pfennigabsätzen, in denen mehr getrippelt als gegangen wurde. Die Beine steckten in Nylons, die anfangs hinten noch Nähte hatten. Fuß- und Fingernägel zu lackieren war ein Muss. Am besten in Knallrot.

Mit den hohen Pumps, die ja auch heute wieder in Mode sind, erwiesen die Frauen ihren Füßen keinen Dienst. Die optisch längeren Beine und der schlanke Fuß wurden mit einer verkümmerten Fußmuskulatur erkauft. Steckte früher der Körper im Korsett, waren es nun die Füße, die in zu enge, zu spitze und zu hohe Schuhe gezwängt wurden.

Schädlich waren und sind solche Schuhe, weil darin der große Zeh durch die spitz zulaufenden Schuhenden nach innen gequetscht wird. Als Folge kommt es zu so genannten Hammer- und Krallenzehen. Das Gewicht wird, je höher der Absatz, nicht mehr vom ganzen Fuß getragen, sondern immer mehr vom Vorfuß. Außerdem verhindern hohe Absätze ein normales Abrollen des Fußes. Schon damals liefen Orthopäden Sturm, waren angesichts der Sturheit der modebesessenen Frauen jedoch weitgehend machtlos.

Marilyn Monroe war das Sexsymbol jener Zeit. Doch auch sie musste sich ihre Karriere damit erkaufen, dass sie sich der Diktatur von Regisseuren und Fotografen unterwarf. Ihre brünetten Haare wichen bleichem Blond, Nase und Kinn wurden in einer ästhetischen Operation korrigiert. Damals wurde der Grundstein für den heute besonders in Hollywood grassierenden Jugend- und Schönheitswahn gelegt. Auch wenn es bei der Monroe »nur« Nase und Kinn waren, die operiert wurden, so wird man doch den Eindruck nicht los, dass sie ein Kunstprodukt ist. Erfrischend natürlich wirkten dagegen Audrey Hepburn und Brigitte Bardot. Diese beiden jungen Schauspielerinnen kreierten einen neuen Look, der vor allem bei den jungen Mädchen und Frauen Nachahmer fand: Pferdeschwanz, Rock mit Petticoat, Ballerinas statt unbequemer Stöckel, Caprihosen, kurze Pullover, unterm Busen geknotete Blusen, Shorts, große Brillen, Kopftücher. Die Frauen zeigten, wenn auch dezent, Beine, Busen und Po. Die schmale Taille wurde mit breiten Gürteln noch betont. Die Ohren zierten große Clips. Schmuck war ein wichtiges Accessoire.

In den 1960er Jahren ging es Schlag auf Schlag. Der Rock 'n' Roll trat seinen Siegeszug um die Welt an, die Beatles erschienen auf der Bildfläche. Die »jungen Wilden«, angeführt von James Dean und Marlon Brando wurden zu Ikonen der Leinwand und symbolisierten mit ihrem neuen Look – Jeans, T-Shirt und Lederjacke – Rebellion. Ihre Kleidung galt als Symbol für eine neue Freiheit jenseits der muffigen Anzug-Kostüm-Spießigkeit der Altvorderen.

Auch die Mädchen trauten sich in enge Jeans, toupierten ihre Haare und versprühten dosenweise Haarspray, um den Ungetümen Halt zu geben. Das Make-up blieb weiterhin sehr kräftig. Figürlich zeigte sich frau ziemlich kurvig: Hüfte, Po und Busen durften rund und groß sein.

Wer sich von dieser stark optisch orientierten Gesellschaft abgrenzen wollte, trug Schwarz und Brille, las Sartre, hörte französische Chansons und verbrachte seine Abende über den Existentialismus diskutierend in verqualmten Jazzkellern. Diese intellektuelle Bewegung gipfelte 1968/69 europaweit in den Studentenunruhen. Ihr Protest galt der autoritären Einstellung und der prüden, verlogenen Sexualmoral.

Überhaupt bekam die Sexualität einen neuen Stellenwert und wurde zum allgemeinen Entsetzen öffentlich diskutiert. 1966 revolutionierte die Antibabypille die Welt. Oswald Kolle geriet mit seinen Büchern und Filmen zum Aufklärer der Nation. Der amerikanische Kinsey-Report schlug hohe Wellen der Empörung, galt gar als jugendgefährdend.

Eine Revolution anderer Art fand in der Modewelt statt: Die Engländerin Mary Quant erfand den Minirock. Dieses spöttisch »Po-Manschette« genannte Kleidungsstück erzürnte Eltern, den Vatikan und die Polizei. Doch spätestens als 1966 ein Mädchen den Laufsteg damit betrat, konnte niemand seinen Siegeszug aufhalten: Twiggy, der erste Teenager, der zum Supermodel mutierte, trug ihn zur Schau wie keine andere. Das Vorbild der dürren, geschlechtslosen Kindfrau war geboren und mit ihm ein Problem, das bis zum heutigen Tag anhält: die Magersucht. Miniröcke konnte nur tragen, wer schlank war, lange und möglichst dünne Beine hatte. Twiggy hatte alles, was ein Jungmädchenherz höher schlagen ließ. Also begannen die Mädchen zu hungern, um auszusehen wie ihr Idol. Gegner dieses neuen Trends nannten Twiggy einen Hungerhaken und machten sie für die zahllosen magersüchtigen Teenager verantwortlich. Doch das Laufsteg-Wunder, im bürgerlichen Leben Lesley Hornby, wollte nie zum internationalen Mode-Jet-Set gehören und zog sich schon nach zwei Jahren aus dem Geschäft zurück. Geblieben ist das Problem der Magersucht bis heute. Denn die Models wurden nicht dicker.

Parallel zu dieser Entwicklung in der Mode schwappte von den USA die Hippiebewegung nach Europa. Die Befürworter dieser neuartigen Lebensform wollten weg von den Wohlstandszwängen der spießigen Mittelschicht hin zu Selbstverwirklichung, einem humaneren Leben ohne Krieg, Kommunen statt Familien. »Flowerpower«, »Make love not war« (Friedensbewegung gegen den Vietnamkrieg) waren ihre Schlagworte, freie Liebe und Drogen gehörten zu ihrem Lebensstil. Ihre Kleidung unterstrich die ungezwungene Lebenseinstellung und prägte eine ganz eigene Mode: lange, wallende Batikgewänder, Häkelpullis, blumenbestickte Hosen, Felljacken, Hotpants, Blumenkränze im Haar, Jesuslatschen an den Füßen. Wie unter den Kleidern die Figur aussah, war relativ gleichgültig, der Büstenhalter wurde als einzwängendes Kleidungsstück in die Verbannung geschickt beziehungsweise von Frauenrechtlerinnen medienträchtig verbrannt. Männer wie Frauen trugen das Haar lang und häufig rot gefärbt.

Anfang der 1970er Jahre hielt der Punk Einzug. In Scharen schlossen sich Jugendliche dieser neuen Richtung an, die sich als Antibewegung zu den Hippies verstand. Den Punks erschien die friedfertige Haltung, die Naturverbundenheit und Liebe zu allem und jedem verlogen. Ihre Mode stammte aus Altkleidercontainern. Die bevorzugte Farbe war schwarz. Die Haare dagegen wurden neongrün, schrillrot oder ultraviolett gefärbt und mit Zuckerwasser und Pomade versteift. Um den Hals schlangen sie sich Hundehalsbänder und Fahrradketten, in den Ohren, Nasen und Wangen steckten Sicherheitsnadeln. Die Punkbewegung drückte sich in Hässlichkeit, Aggression und Verwahrlosung aus, geboren aus einer sich weltweit ausbreitenden Massenarbeitslosigkeit. Anarchie und Chaos sollten das herrschende Klassensystem an den Pranger stellen.

Die 1980er Jahre waren, ähnlich dem Barock, von hemmungslosem Konsum gekennzeichnet. Der Begriff Labelhörigkeit tauchte auf. Kein Jugendlicher, der etwas auf sich hielt und dessen Eltern es sich leisten konnten, verzichtete auf den sichtbaren Beweis seiner Zugehörigkeit zur Schickeria. Die Jungs trugen mit Vorliebe teure Marken-Poloshirts und

Jeans. Knielange Faltenröcke, Bundfaltenhose oder Karottenjeans waren bei den Mädchen beliebt. Lässig über der Schulter lag der Kaschmirpullover. Das Make-up war ebenso dezent wie der Schmuck. Mitte der 80er erlebte der Minirock übrigens ein fulminantes Comeback. Dafür musste jetzt am vernachlässigten Körper gearbeitet werden. Die Frauen wollten wieder in Form kommen und ließen sich dabei von Jane Fonda und Sydney Rome helfen, die sie mit ihren Aerobic-Stunden zum Schwitzen brachten. Fitness-Videos überschwemmten den Markt und versprachen flachere Bäuche, breitere Schultern, knackige Pos und schlanke Beine. Fit sein war die Zauberformel und dazu gehörten auch eine schöne Bräune und eine wallende Löwenmähne. Wer diesen ganzen modischen Schnickschnack nicht mitmachen wollte, verbarg seinen Körper unter Latzhosen, übergroßen Pullovern, ließ die Haare strähnig über die Schulter fallen und war bald als »Müslifresser« oder »Ökoschlampe« verschrien. Denn die meisten gehörten einer ganz neuen Bewegung an, die sich dem Natur- und Umweltschutz verschrieben hatte. Die Partei der Grünen wurde aus der Taufe gehoben.

Trotz aller Unterschiede lebten ab Mitte der 80er Jahre des vergangenen Jahrhunderts diverse Moderichtungen und Stile einträchtig nebeneinander her. Es war ein herrliches Potpourri entstanden, aus dem jeder schöpfen konnte, was gerade gefiel. Wirklich Neues gibt es seither nicht, manch Altes wird ausgegraben und neu aufgelegt. Aber Aufsehen erregendes wurde modisch betrachtet nicht auf die Beine gestellt.

In den 1990er Jahren triumphierten die Magersuchtmodels wieder auf den Laufstegen und heizten nach Twiggy erneut die Diskussion über die Anorexie an. Kate Moss lief wie ein skelettartiges Nachtschattengewächs über den Catwalk – und nicht nur sie. Der Grunge-Look war geboren. Mit totenbleichen Gesichtern und Schatten unter den Augen erweckten die Models den Eindruck, als seien sie gerade im Drogendelirium einer Gruft entstiegen. Die gestylten Löwenmähnen der 80er Jahre wichen einem strähnigen Look, der aussah wie ungewaschener, ungeschnittener Filz auf dem Kopf. Die Klamotten schlackerten um die dünnen Körper der Laufpuppen und entfesselten eine weitere Abmagerungshysterie. Im Gegensatz dazu standen Laufstegschönheiten wie Claudia Schiffer oder Linda Evangelista, die zwar auch schlank und langbeinig waren, doch trotzdem Rundungen zeigten. Vor allem die Brüste waren üppiger und wurden zusätzlich durch Push-ups betont.

Parallel zu diesen Schönheitsidolen auf Laufsteg und Leinwand zeichnet sich seit Ende der 1980er in Europa eine Entwicklung ab, die in den USA schon länger zu beobachten ist: Das durchschnittliche Körpergewicht von Erwachsenen und vor allem Kindern nimmt rasant zu. Im Straßenbild tauchen immer mehr Übergewichtige auf. Heute spricht die Weltgesundheitsbehörde WHO von einer weltweiten Epidemie. Ein Wandel des Schönheitsideals? Wohl kaum. Eher eine negative Zivilisationserscheinung unserer Zeit: Zu viel Fastfood, zu wenig Bewegung. Aber das ist ein anderes Thema.

DAS EINSCHNEIDENDE 21. JAHRHUNDERT

Der Eintritt in das 21. Jahrhundert präsentiert ein Schönheitsideal mit ähnlich schlanker, sportlicher Silhouette wie damals in der Antike, mit deutlicher Betonung der Oberweite, einer schmalen Taille und einem wohlgeformten Po. Ein makelloser, auf keinen Fall solariumgebräunter oder sonnengegerbter Teint ziert das ebenmäßige Gesicht, umrahmt von langen blonden Locken. Wie Sie sehen, hat sich an der Lieblingsfarbe blond durch all die Jahrtausende nichts geändert.

Aber nun beginnt ein neuer, fataler Abschnitt in Sachen Schönheit: Wer seine Brüste zu klein oder zu groß findet, wer mit seinem Hintern unzufrieden ist, wem die Oberschenkel nicht schlank genug sind, wer eine Nase wie Madonna haben möchte, wer seine Haut verfeinern, die Tränensäcke entfernen möchte, kurz, wer nicht mit dem gängigen Schönheitsideal mithalten kann, der geht zum so genannten Schönheitschirurgen.

Die moderne Medizin bietet inzwischen ungeahnte Möglichkeiten. Feinste Nähte dank Mikrochirurgie, fast narbenfreie Eingriffe dank minimal-invasiver Techniken. Dadurch lassen sich beispielsweise Operationen in so diffizilen Bereichen wie im Gesicht realisieren, ohne dass man anschließend von Narben entstellt ist. Im Zuge dieser verfeinerten Technik fallen auch die bislang üblichen wochenlangen Klinikaufenthalte weg: Morgens operiert, abends wieder zu Hause. Und noch ein Umstand führt dazu, dass die kosmetische Chirurgie einen ungeahnten Boom erfährt. Sie ist nicht mehr bestimmten Kreisen vorbehalten. Waren es früher nur die Reichen und Prominenten, die sich die künstliche Verschönerung leisten konnten, ist heute ein operativer Eingriff für nahezu jeden bezahlbar.

Insofern verwandelte sich Schönheit zunehmend in einen käuflichen Artikel. Die Ärzte wittern – zu Recht – ein Riesengeschäft und rühren emsig die Werbetrommel. Die Medien schalten sich ein und lassen unerträgliche Live-Soaps wie »The Swan« über die Bildschirme flimmern. Fernsehen, Modezeitschriften, Magazine und Zeitungen sind voll von Beiträgen und Artikeln über Schönheitsoperationen. Die Wirkung ist ungeheuerlich. Nie zuvor, so scheint es, waren so viele Frauen und zunehmend auch Männer und Jugendliche bereit, sich für Korrekturen an ihrem Körper unters Messer zu legen.

Die Schönheitsfalle, schon vor Jahrtausenden aufgestellt, ist endgültig zugeschnappt.

Schönheit – eine Analyse

Die Themen Schönheit und Jugend – beide sind letztlich untrennbar miteinander verbunden – und die Jagd danach sind so alt wie die Menschheit. Schönheit war schon immer und in allen Kulturen ein erstrebenswerter Zustand. Oscar Wilde hat einmal gesagt: »Nur oberflächliche Menschen halten Schönheit für oberflächlich.«

Quer durch die Jahrhunderte haben sich Schriftsteller wie Wilde und seine Kolleginnen und Kollegen ebenso wie andere Künstler dieser Thematik angenommen. Wildes Roman *Das Bildnis des Dorian Gray* handelt von der Sehnsucht des hübschen und selbstverliebten Dorian nach ewiger Jugend und Schönheit. Dorian äußert diese tiefe Sehnsucht vor seinem Porträt. Der Wunsch erfüllt sich und sein Bildnis altert statt seiner. Es wird für ihn zum Spiegel seiner Seele. Anfangs bleiben die Veränderungen noch unbemerkt, dann jedoch wird er Zeuge einer immer dramatischer werdenden Wandlung. Während der Spiegel ihm weiterhin Jugend und Schönheit vorgaukelt, lässt das Bildnis Dorians sittlichen Verfall erkennen. Da Dorian sich im Besitz der ewigen Jugend glaubt, wird sein Lebensstil zunehmend exzentrischer und ausschweifender. Gray verliert alle moralischen Hemmungen und lässt sich zu einem Mord hinreißen. Damit beginnt sein Wahnsinn und der Abstieg. Am Ende ersticht Dorian sein eigenes Bildnis. Am Morgen danach wird er tot aufgefunden. Am Boden liegt ein alter Mann mit verwüsteten, verlebten und widerwärtigen Gesichtszügen. Sein Bildnis erstrahlt dagegen wie einst in unschuldiger Schönheit und Jugend.

Nicht nur in Romanen, auch in den Märchen unserer Kinderzeit ging es fast immer um Schönheit. Wer erinnert sich nicht an die Königin, die ständig ihren Spiegel befragte, ob sie wohl noch die Schönste im Lande sei? Das ging so lange gut, bis Schneewittchen auf den Plan trat und ihr den Rang ablief. Da wollte die Königin das arme Kind ermorden, nur um wieder die Schönste zu sein. Und waren es am Ende nicht immer die schönsten Prinzessinnen, die im Märchen mit den schönsten Prinzen vermählt wurden?

Auch die Malerei widmete sich zu allen Zeiten der Schönheit: Schöne Frauen, Kinder und Männer wurden auf Leinwand verewigt. Ebenso in der Poesie: Dichter ergingen sich in elegischen Versen an eine anbetungswürdige, meist unerreichbare Schöne. Und immer wieder drücken zahllose Fotografen im Dienste der Schönheit auf den Auslöser.

Doch Schönheit beschränkt sich keineswegs auf den menschlichen Körper. Eine Landschaft ist schön, ein Musikkonzert, ein Bild, ein Bauwerk, eine Fotografie, eine Blume, ein Tier. Wir sprechen von den schönen Künsten, bewundern den schönen Sonnenuntergang, das schöne Kleid; wir wünschen uns gegenseitig einen schönen Urlaub, ein paar schöne Feiertage, einen schönen Abend; wir machen uns schön, wenn wir ausgehen. Schönheit ist also, mehr oder weniger bewusst, ein fester Bestandteil unseres Alltags.

Dennoch bleibt die Frage: Was ist Schönheit?

Schönheit ist in erster Linie ein abstrakter Begriff, mit dem sich Philosophen, Psychologen, Soziologen, Natur- und Geisteswissenschaftler auseinander setzen.

Die klassischen Philosophen der Antike waren der Ansicht, dass »schön ist, was für das Auge und Ohr angenehm ist«. Platons (429-347 v. Chr.) Vorstellung von Schönheit war untrennbar mit einer geistigen Haltung verbunden. Schön war, wer auch gut war und umgekehrt. Eine Maxime, der sowohl die Ägypter als auch die Griechen der Antike anhingen. Schönheit hat aber auch, wie die alten Griechen belegten, sehr viel mit Symmetrie zu tun. Sie waren es schließlich, die den weiblichen Oberkörper in eine geometrische Formel pressten (Sie erinnern sich an das gleichschenklige Dreieck). Ob die Frauen wirklich so ausgesehen haben, können wir heute nicht mehr nachweisen. Uns stehen nur die Statuen zur Verfügung, deren Schönheit – dank der Symmetrie – den Betrachter immer wieder in Entzücken versetzt. Aber wer weiß, vielleicht haben die Schöpfer dieser Skulpturen bei deren Herstellung genauso geschummelt wie einst der griechische Maler Zeuxis (5. Jh. v. Chr.). Er sollte ein Bildnis der schönen Helena, Tochter des Zeus, für den Tempel der Göttin Juno in Agrigent malen. Zeuxis forderte sämtliche Töchter Agrigents auf, bei ihm nackt vorstellig zu werden. Die Bitte wurde dem Künstler gewährt. Unter den Mädchen wählte er die in seinen Augen fünf schönsten aus. Und von diesen fünf wiederum malte er nur die Körperteile, die er am schönsten fand und setzte daraus sein Bildnis zusammen. Quintessenz: Die schöne Frau auf seinem Bild gab es gar nicht, sie war ein Produkt aus fünf Frauen und der Phantasie des Malers.

Um Schönheit zu definieren, wird heute nichts anderes gemacht. Nur die Mittel haben sich geändert.

SCHÖNE MENSCHEN HABEN ES LEICHTER

Wer schön ist, hat Erfolg, wird geliebt, macht Karriere, scheffelt viel Geld, hat viele Freunde und ein leichteres Leben. Einer englischen Studie zufolge bekommen gut aussehende Männer 15% mehr Geld, schöne Frauen 11% mehr als weniger gut aussehende. Hässlichen Menschen traut man viel eher ein Verbrechen zu als attraktiven. Erstere werden leicht zur Zielscheibe von Spott und Hohn und man zweifelt an ihrer Intelligenz.

Schöne Menschen gelten häufig per se als klug, begabt, erfolgreich und fleißig. Aber es gibt auch – Oscar Wilde und anderen zum Trotz – gegenteilige Ansichten. Schöne Frauen und Männer werden auch gerne als dumm abgestempelt, nicht ernst genommen, haben Schwierigkeiten, trotz ihrer Qualifikation Führungsetagen zu erklimmen. Vielen schönen Frauen fällt es schwer, einen geeigneten Partner zu finden, weil gerade Männer Angst vor zu viel Schönheit haben. Die Frage, ob sie gerne eine Nacht mit einer Miss World oder Miss Universum verbringen möchten, verneinen nahezu alle Männer. Als Grund dafür nennen sie ihre Furcht, vor so einer schönen Frau nicht bestehen zu können, ihr, was die Schönheit angeht, nicht ebenbürtig zu sein. Schöne Männer neigen eher dazu, sich nicht ganz so attraktive Frauen auszusuchen. Umgekehrt verhält es sich ebenso. Da mag die Selbstverliebtheit eine Rolle spielen, schließlich müssen sich zwei schöne Menschen die Aufmerksamkeit ihrer Umwelt teilen.

Zweifellos könnte die Einstellung zur Schönheit unterschiedlicher nicht sein. Die einen scheuen sich vor Schönem, die anderen delektieren sich daran. Wie immer man dazu stehen mag, stimmt es im Großen und Ganzen trotzdem, dass gut aussehende Menschen leichter durchs Leben gehen, das ist durch Studien nachgewiesen.

Verhaltensforscher Professor Karl Grammer vom Ludwig-Bolzmann-Institut in Wien belegt aus Untersuchungsergebnissen, dass Angeklagte vor Gericht mit milderen Strafen davonkommen, wenn sie gut aussehen. Davon ausgenommen sind Heiratsschwindler, die just mit ihrem Aussehen Frauen erst um ihr Herz, dann um ihr Geld bringen. Auch schönen Kindern wird nachweislich viel leichter verziehen, wenn sie irgendeinen Blödsinn anstellen. Schon im Kreißsaal erhalten hübsche Babys mehr Aufmerksamkeit als andere.

»Wer gut aussieht, hat mehr Chancen im Leben«, lautet die Devise. Es mag einen dann nicht verwundern, dass das Aussehen immer mehr im Vordergrund steht und viele Menschen alles Mögliche unternehmen, um in der Schönheitsliga ganz vorne mitzuspielen.

Aber wer sagt uns eigentlich, was schön ist? Wer liefert die Vorgaben für das Schönsein? Woher wissen wir, wer schön ist und wer nicht? Professor

Karl Grammer bringt es auf einen einfachen Nenner: Die Schönheitsobsession kommt aus der Evolution. Schönheit hat nur einen Nutzen: Fortpflanzung. Voila! Aber ist das das ganze Geheimnis? Dass das für das Tierreich gilt, wissen wir längst. Das Männchen mit dem schönsten Gefieder oder dem lautesten Organ lässt die Herzen der Weibchen höher schlagen. Umgehend signalisieren sie dem dominanten Männchen Paarungsbereitschaft. Nicht viel anders funktioniert es beim Menschen.

ALLES EINE FRAGE DER EVOLUTION

Im Kontext der Fortpflanzung gehen Schönheit und Symmetrie Hand in Hand, womit wir wieder bei den alten Griechen wären, die in der Symmetrie Harmonie und Vollkommenheit sahen. Tatsächlich ist Symmetrie für die Fortpflanzung von evidenter Bedeutung, da ihr eine intakte Genstruktur zugrunde liegt. Gesichter oder Körper mit asymmetrischen Proportionen deuten indes auf eine mögliche genetische Störung, auf Krankheit oder Mutation hin.

Wie viel Schönheit mit dem Bedürfnis nach Fortpflanzung zu tun hat, belegen Verhaltensforscher, die das ideale Alter einer fortpflanzungsfähigen Frau auf 24,8 Jahre festlegen. Grund: In diesem Alter wird am meisten Östrogen ausgeschüttet, die Lippen sind am vollsten, die Brüste am üppigsten. Diese Hormonausschüttung lässt Frauen strahlen und macht sie in den Augen der Männer besonders attraktiv, so dass alle Signale auf Paarung stehen.

Während ihres Eisprungs, auch das bestätigen Untersuchungen, bevorzugen Frauen Männer mit kantigem Profil und kräftigen Muskeln. Denn das verrät einen hohen Testosteronspiegel und damit eine gute genetische Voraussetzung für gesunden, überlebensfähigen Nachwuchs. Ist jedoch die Paarung vollzogen, neigen Frauen jenem Typus Mann zu, der mehr weibliche Komponenten in sich trägt, weil der im Gegensatz zum Testosterongesättigten das Versprechen signalisiert, sich auch um den Nachwuchs zu kümmern.

Warum wir von der Symmetrie so fasziniert sind, liegt in ihrer Ordnung. Sie zeugt von Beständigkeit – das trifft nicht nur auf Körper zu, sondern auch auf Gegenstände, auf Landschaften, Häuser. Symmetrie vermittelt ein Gefühl der Ruhe, des Gleichklangs und der Ausgeglichenheit. Musikstücke beispielsweise, die bewusst mit Disharmonien gespickt sind, wirken auf den Hörer oft anstrengend. Hier wurde also die Symmetrie, die Ordnung, an die unsere Ohren gewöhnt sind, zerstört.

Die einfache Formel Symmetrie gleich Schönheit hält allerdings einer näheren Betrachtung nicht stand. Zu viel Symmetrie empfinden viele Menschen geradezu als langweilig. Vor allem Künstler experimentieren gerne mit Dissonanzen. Albrecht Dürer, der sich mit der Symmetrie und den Proportionen des menschlichen Körpers beschäftigte, wollte wissen, ob sich beim Menschen bestimmte Maße wiederholen, ob etwa die Länge des Unterarms der Länge des Unterschenkels entspricht. Er wich in seiner Kunst bewusst von der strengen Symmetrie ab. Der Schriftsteller Victor Hugo wehrte sich in seinem Roman *Die Elenden* gegen die Gleichform der Symmetrie: »Symmetrie ist Langeweile und Langeweile der Ursprung der Trauer.«

Über unsere eigene körperliche Symmetrie sollten wir uns keine allzu großen Gedanken machen, denn es gibt kaum einen absolut symmetrischen Menschen. Zwar wirken wir auf den ersten Blick so, doch bei näherem Hinsehen zeigen sich die Unterschiede. Nehmen Sie als Beispiel das Model Cindy Crawford. Sie hat ein Muttermal am Mund in der linken Gesichtshälfte. Wäre ihr Gesicht absolut symmetrisch, müsste sich in der rechten Gesichtshälfte genau dasselbe Muttermal befinden. Ein kleiner Mangel in der Symmetrie, der ihrer Weltkarriere als Model jedoch nicht im Wege stand, sondern sich im Gegenteil als Markenzeichen einprägte. Man wird auch kaum einen Menschen finden, der zwei gleich lange Beine und Arme hat. Die Unterschiede betragen oft nur ein, zwei Millimeter. Aber sie sind existent und machen sich beispielsweise bei so banalen Dingen wie Ärmel- oder Hosenkürzen bemerkbar. Auch unsere inneren Zwillingsorgane wie etwa die Nieren sind nicht gleich, sondern weichen in ihrer Form und Größe leicht voneinander ab.

Im Gesicht werden Asymmetrien bei näherer Betrachtung besonders deutlich. Das symmetrische Gesicht hätte im Idealfall zwei identisch große Augen, die gleich weit entfernt von einer gedachten Achse liegen, die durch die Mitte des Gesichts verläuft. Doch kaum jemand hat so ein Gesicht. Sie haben bestimmt schon einmal bemerkt, dass Sie beim Fotografieren entweder intuitiv oder bewusst dem Fotografen ihre »schönere« Seite zuwenden. Machen Sie zu Hause die Probe aufs Exempel. Nehmen Sie ein Foto von sich und spiegeln Sie die linke Gesichtshälfte. Sie werden sehen, dass eine völlig andere Person dabei herauskommt. Unternehmen Sie analog dazu den Versuch mit der rechten Gesichtshälfte. Wäre unser Gesicht symmetrisch, könnten wir beide Hälften spiegeln, ohne dass eine Veränderung zu Tage träte.

Diese Asymmetrien unseres Gesichts sind allerdings auf Anhieb nicht zu erkennen und werden insofern auch nicht als unattraktiv eingestuft. Die leichten Abweichungen von der Symmetrie machen letztlich die Individualität eines Gesichts aus. Das bestätigt auch eine Untersuchung der

Universität Regensburg. Symmetrie ist zwar ein Faktor, der die Schönheit beeinflusst, aber nicht der einzige und nicht grundlegend. Eine schöne, glatte Haut spielt auch noch eine wichtige Rolle, weil da wieder die gesunde Genetik ins Spiel kommt. Aber auch das ist nicht ausschlaggebend. Zu einem als schön empfundenen Frauengesicht gehört das so genannte Kindchenschema, von dem sich Männer sofort angezogen fühlen. Das Kindchenschema kennzeichnet eine hohe, runde Stirn, große Augen, Stupsnase und ein kleines Kinn. Das finden Männer besonders attraktiv, wie sich in Studien gezeigt hat, da es ihren Beschützerinstinkt weckt. Kindchenschema ist gleichbedeutend mit junger Frau. Und junge Frauen sind, biologisch betrachtet, länger gesund und fruchtbarer als ältere Frauen und kommen somit als Fortpflanzungspartnerinnen eher in Frage. Auch hier spielt die Evolution wieder eine entscheidende Rolle.

Das Kindchenschema funktioniert sogar in Gesichtern, die nicht besonders schön sind. Am Computer wurden den Originalgesichtern die typischen Proportionen des Kindchenschemas hinzugefügt und sofort fanden sie bei den Testpersonen mehr Gefallen als das Original.

Von Männern erwarten die meisten Frauen dagegen kantige Gesichter und ein energisches Kinn. Das signalisiert ihnen Durchsetzungsvermögen.

Der Hang zum schönen Durchschnittsgesicht ist übrigens keineswegs anerzogen, sondern angeboren, wie englische Wissenschaftler mit Kleinkindern nachwiesen. Sie legten den kleinen Testpersonen (Alter: drei bis sechs Monate) sowohl gemorphte, also computerveränderte, Gesichter als auch die Originale vor. Das Votum fiel eindeutig zugunsten der manipulierten Gesichter aus. Und da diese kleinen Probanden noch nicht von den Medien beeinflusst wurden, sind die Forscher überzeugt, dass der Hang zum Schönen, respektive zur Symmetrie, angeboren ist.

Auch wenn sehr asymmetrische Gesichter in all den genannten Untersuchungen schlechter abschnitten bzw. als weniger attraktiv eingestuft wurden, heißt das nicht, dass sehr symmetrische Gesichter automatisch attraktiv sind. Es stimmt schon, dass Schönheit auch – oder vor allem? – im Auge des Betrachters entsteht. Menschen, die flache Landschaften mögen, werden kaum von einem Ölgemälde der Alpen begeistert sein. Männer, die sich nichts aus blonden Frauen machen, werden auch bei einer Marilyn Monroe nicht schwach, sondern ziehen den dunklen Typ vor.

Und trotz der Bedeutung der Symmetrie ist die Vorstellung von Schönheit nicht statisch. Genauso wie die Mode verändert sich diese Vorstellung, auch wenn eine gewisse Grundstruktur bezüglich der Proportionen erhalten bleibt.

Fazit: Schönheit wird durch mehrere Faktoren bestimmt und ist keinen festen Regeln unterworfen. Vielleicht ist es sogar der persönliche

Geschmack, der letztendlich über schön oder nicht schön entscheidet. Damit ist Schönheit in erster Linie subjektiv.

Der Einfluss der Medien seit Beginn des 20. Jahrhunderts und die Globalisierung haben allerdings dazu beigetragen, dass die Vorstellung von Schönheit weltweit eine Annäherung erfährt. Jede Kultur, jedes Land, jeder Mensch ist heute in der Lage, sich von anderen etwas abzuschauen und, wenn er es schön findet, zu kopieren. Was Mode, Architektur, Literatur, Malerei, Musik und Kultur im weitesten Sinne angeht, mag das harmlos, ja sogar befruchtend sein. Kritisch wird es jedoch, wenn das Kopieren das Äußere des Menschen betrifft und Mai Ling aus China plötzlich aussehen möchte wie Greta aus Schweden.

Deshalb stimmt die Aussage von Dr. Marita Eisenmann-Klein, Chefärztin für Plastische Chirurgie in Regensburg, nachdenklich. Sie sagte in einem Interview: »Die Welt ist auf dem Weg zu einem globalen Schönheitsideal.« Sie weiß, wovon sie spricht. Zusammen mit Psychologen der Universität Regensburg und der International Confederation of Plastic Reconstructive and Aesthetic Surgery (IPRAS), deren stellvertretende Generalsekretärin die Chirurgin ist, forscht sie weltweit nach dem Schönheitsempfinden. Dank des medialen Zusammenwachsens unseres Globus hat sich ein neues Idealgesicht entwickelt, das europäisch-asiatisch-afrikanische Züge trägt. Die Augen beispielsweise dürfen leicht schräg stehen (Asien), die Lippen sollten voll sein (Afrika). Der Körper einer Frau sollte große Brüste und schmale Hüften haben. Solche absurden Vorstellungen wurden von Phantasiefiguren wie der Computerlady Lara Croft geprägt. Claudia Schiffer, 34-jähriges Top-Model, sieht diese Gefahr auch auf ihre Branche zukommen: »Man will dünne, harte Models, aber mit Busen, ein echtes Dilemma. Bist du zu dünn und durchtrainiert, hast du meistens wenig Busen. Der Druck ist sehr hoch und der Gang zum Schönheitschirurgen irgendwann unausweichlich«, klagte sie im Magazin *Celebrity*.

Das Ideal der schönen Frau entfernt sich also mehr und mehr von der Realität und macht einer neuen Kunstfigur Platz.

In Asien boomt derzeit das Geschäft mit der ästhetischen Chirurgie – noch mehr als in den USA und Brasilien. Die Zahl der Frauen, die sich unters Messer legen steigt, weil sie sich dem Bild der westlichen Frau annähern wollen. Vor allem die Lidkorrektur, wodurch die Augen ihren asiatischen Schnitt verlieren, steht in Japan und Südkorea hoch im Kurs. Aber auch Haartransplantationen vom Kopf in den Schambereich und Bauchnabel-Design oder sogenannte Foot-Liftings, bei denen Knochen entfernt und neu verdrahtet werden, damit die Füße in ungesund hohe Stilettos passen, gehören zum OP-Alltag in Südkorea. Selbst den Wünschen junger Frauen nach einer schmerzhaften, langwierigen Beinverlängerung beugen sich die Ärzte. Längst vergessen ist die Lehre des Konfuzius, die jeglichen körperlichen Eingriff kategorisch als »Schändung am Geschenk der Eltern« ablehnte.

Diese Entwicklung ist irritierend, weil gerade Asiaten, allen voran die Japaner, äußerst stolz ihre Traditionen hochhalten und sehr nationalistisch geprägt sind. Wenn der Westen auf ein selbstbewusstes Land wie Japan einen so nachhaltigen Einfluss gewinnt und dauerhafte Veränderungen etabliert, wie mag es dann Kulturen ergehen, die weniger Selbstbewusstsein (z.B. aufgrund einer schwachen Ökonomie) an den Tag legen? Sie werden den Verlockungen des Westens erst recht erliegen.

Langfristig könnte das die Auflösung ethnischer Identitäten bedeuten.

Der Schönheitswahn: Zwischen Hysterie und Industrie

DIE DIKTATUR DES SCHEINS

Was die Schönheiten vom Laufsteg von der durchschnittlichen Schönheit unterscheidet, ist sicherlich ihre größtmögliche Symmetrie von Gesicht und Körper. Neben der Größe bestimmen vor allem die Proportionen darüber, ob eine Frau bzw. ein Mann als Fotomodell geeignet ist. Denn während Ihnen die leichte Asymmetrie Ihres Gesichtes völlig egal sein kann, sind jene Frauen und Männer dem gnadenlosen Licht der Kameras preisgegeben. Sie müssen von allen Seiten posieren, müssen von jeder Seite gut aussehen. Ihre Gesichter sollten also so durchschnittlich sein, dass Visagist und Maskenbildner sie jederzeit in eine andere Figur verwandeln können. So wie das menschliche Gesicht am Computer manipuliert werden kann, so haben die Gesichter der Models sich der Kreativität ihrer Maskenbildner unterzuordnen.

Es kommt ja eher selten vor, dass man Models ungeschminkt sieht. Aber wenn, ist man erstaunt, wie wenig diese Gesichter aussagen. Ihnen fehlt dank der starken Symmetrie eine gewisse Individualität, eine Einmaligkeit. Sie erwecken den Eindruck der Austauschbarkeit. Gesichter wie die von Isabella Rossellini, Andie McDowell oder Linda Evangelista fallen da buchstäblich aus dem Rahmen. Hier wird die individuelle Note bewusst eingesetzt. Fotomodelle wie Heidi Klum oder Claudia Schiffer hingegen wirken eher durchschnittlich und flach in der Ausstrahlung, weniger charakteristisch, sind dafür aber formbarer.

Noch mehr manipuliert als im Laufsteggeschäft wird in der Werbung. Ist die Verwandlung eines Models bei einer Modenschau noch offensichtlich, läuft die Manipulation für die Werbung im Verborgenen ab. Der Nachbearbeitung von Fotos am Computer sind durch die Digitalisierung heute keinerlei Grenzen gesetzt. Jeder noch so kleine Makel, jede kleinste Hautdelle, jeder Pickel (glauben Sie ja nicht, Models hätten keine Hautprobleme!) – alles kann wegretuschiert werden. Ist die Taille noch nicht schmal genug, die Beine noch zu kurz – kein Problem, ein paar Mausklicks genügen. Was dann in den Hochglanzmagazinen zu bewundern ist, ist Perfektion pur. Makellos samtige Haut, ein phantastischer Körper, überirdisch schöne

Gesichter. Und all das gibt es in Wirklichkeit überhaupt nicht! Es handelt sich um reine Kunstprodukte!

Das Fotomodell Heidi Klum (32) hat in einem Interview erklärt, sie wolle schon wenige Wochen nach der Geburt ihres zweiten Kindes für eine Dessous-Firma vor die Kamera. Auf die erstaunte Frage des Interviewers, wie sie denn in so kurzer Zeit wieder ihre alte Figur zurückgewinnen könne, antwortete Heidi Klum in für diese Branche ungewöhnlicher Offenheit: »Das werden sie retuschieren. Wir alle sehen nicht so aus, wie wir in den Zeitschriften aussehen.« Dieser Satz müsste in riesigen Lettern über jeder Plakatwerbung stehen.

Denn das Problem ist, dass es genau diese Kunstfiguren sind, die von Jugendlichen und jungen Frauen zu Vorbildern auserkoren werden. So und nicht anders wollen sie aussehen. Nicht ahnend oder nicht wahrhaben wollend, dass diese Vorbilder in der Realität nicht existieren.

Doch selbst wenn wir um diese ganze Manipulation wissen, ist es sehr schwierig, sich nicht von den Bildern dieser perfekten Frauen und Männer beeinflussen zu lassen. Dank der multimedialen Welt werden wir ständig mit ihnen konfrontiert. Zeitschriften, Zeitungen, Fernsehen, Plakate – überall suggeriert uns die Werbung, wie wir auszusehen haben: jung, schön, blond, schlank.

Wie völlig realitätsfremd dieses Geschäft ist, zeigt sich an manchen Werbespots, in denen beispielsweise junge Frauen, die gerade mal dem Zahnspangenalter entwachsen scheinen, Werbung für Gebisshaftcreme machen. Dass die dekorative Kosmetik wie Nagellack, Make-up, Lippenstifte, Haarpflegemittel bevorzugt von Topmodels der Modeszene präsentiert wird, versteht sich von selbst. Damit wird ganz klar der Wunsch geweckt, so auszusehen wie das Model XY. Und das funktioniert, so die Botschaft, wenn ich dieses oder jenes Produkt kaufe.

Auch Versandhäuser spielen geschickt auf dieser Klaviatur, indem sie das jeweils aktuelle Topmodel engagieren, ihre Kollektionen vorzuführen. Die Hoffnung auf hohe Verkaufsquoten scheint sich zu erfüllen, sonst könnte man sich diese teure Marketingstrategie nicht leisten.

Inzwischen gibt es zaghafte Versuche von Kosmetikfirmen, auch ältere Frauen für ihre Produkte einzusetzen, die, wie beispielsweise die 96-jährige Engländerin Irene Sinclair, ihre Falten zeigen dürfen. Sie macht Werbung für eine englische Kosmetikfirma, die zunehmend »normale« Frauen von der Straße engagiert. Sogar mit großem Erfolg, wie Umfragen bei den Konsumentinnen zeigten. Sie konnten sich mit dieser Form der Werbung wesentlich besser identifizieren als mit den 90-60-90 Maßen der Hochglanz-Schönheiten. Entsprechend steigerte sich der Umsatz. Doch so mutig sind bislang wenige Unternehmen. Und einschränkend muss man dazusagen, dass die meisten älteren Damen aus diesen Werbekampagnen in jüngeren Jahren eben auch als Fotomodelle gearbeitet hatten.

Ein Bereich, in dem das Alter überhaupt keine Chance hat, ist die Modebranche. Die »Trendsetter« sagen uns zweimal im Jahr, was wir zu tragen haben, welche Farben, Formen und Schnitte das modische Bild bestimmen. Die Kleider werden selbstverständlich von knabenhaften Schönheiten präsentiert. Da können die Schöpfer der Kleider noch so faltig und gealtert daherkommen. Die Vorführdamen sind der Jugend verpflichtet. Und das, obwohl die Klientel, die die teuren Kleider ja kaufen soll, meist jenseits der 50 ist. Da viel zu viele mit der Mode gehen wollen, wird an der Figur herumgebastelt, bis frau in das passt, was nun in den Geschäften auf den Ständern hängt.

Wer Probleme mit der Figur hat, ist bei den diversen Frauen- und Modezeitschriften bestens aufgehoben. Geradezu inflationär werden dort mehrmals im Jahr (vor der Badesaison, nach den Weihnachtsplätzchen, vor dem Urlaub, nach dem Urlaub) »Diätsensationen« versprochen, Patentrezepte zum Abnehmen angepriesen. Da auch in diesem Bereich das Rad nicht neu erfunden werden kann, werden alte Diäten immer wieder mit neuen Namen aufgepeppt. Damit aber nicht genug. Wer abnimmt oder abgenommen hat, muss die Figur natürlich noch anderweitig unterstützen. Also wird in den Gazetten flugs ein Sportprogramm zusammengestellt, mit dem die verehrte Leserin garantiert ihre Fettpolster los wird, die Brüste strafft, die Oberarme stählt und ihre Taille schmälert.

Fast ausnahmslos jede deutsche Zeitschrift und Zeitung schwimmt auf der Diätwelle und suggeriert ihren Leserinnen, sie müssten nur dies oder jenes schlucken, das eine oder andere weglassen, und schon würden sie in ihre Traumgröße 36 passen. Als ob dies das erklärte Ziel aller Frauen dieser Welt sei.

Neben all den redaktionellen Versprechungen gibt es dann noch die verlogenen Anzeigen mit ihren Wundermitteln: Gewichtsverlust ohne Verzicht, Diätpillen mit und ohne Algen, Schlankheitstees mit oder ohne Kräuter, Appetitzügler mit Geld-Zurück-Garantie, Abführmittel, kalorienreduzierte Suppen, Snacks und Drinks mit Geschmacksverstärker. Wehe Ihnen, wenn Sie darauf hereinfallen und den Versprechungen erliegen. Dünn wird dabei nämlich nur Ihr Portemonnaie, Sie bleiben wie Sie sind, allerdings um ein paar böse Erfahrungen reicher.

PROMINENTE UND DER SCHÖNHEITSWAHN

Bei der ganzen Diskussion um Schönheit übernehmen Prominente einen wichtigen, wenn auch fragwürdigen Part, indem sie den persönlichen Körperkult öffentlich machen. Wenn es dabei nur um ein Sport- oder Fitnessprogramm geht, für das sie sich in Zeitschriften einsetzen, mag das ja noch zu vertreten sein. Grenzwertig wird es, wenn sich Prominente zu ihrer kosmetischen Operation bekennen. Das mag einerseits als besonders offen und ehrlich bewundert werden, birgt andererseits die Gefahr der Nachahmung. Was kann schon so schlimm daran sein, wenn auch Uwe Ochsenknecht Tränensäcke und Schlupflider entfernen ließ? Wenn Italiens Ministerpräsident Berlusconi Augenlifting und Haarimplantat gesteht? Nach seinem Bekenntnis stieg die Zahl operationswilliger Männer in Italien sprunghaft an. Auch Costa Cordalis ließ sich Krähenfüße und Falten beseitigen und Jürgen Drews ist mit seiner künstlichen Verschönerung sehr zufrieden. Für die deutsche Schauspielerin Anouschka Renzi war der Weg zur hübscheren Nase und volleren Lippen nicht ungetrübt. Die beiden ersten Eingriffe gingen schief, es musste nachkorrigiert werden. Das Lippenimplantat musste wieder entfernt werden, nachdem des Guten ein wenig zu viel getan worden war.

In den USA sind Schönheitsoperationen schon seit Jahrzehnten an der Tagesordnung. Besonders in Hollywood grassiert der Jugendwahn und um mithalten zu können, legen sich die Schauspielerinnen spätestens mit 30 unters Messer. Den Anfang machte einst die Schauspielerin und Sängerin Cher, als sie gestand, so ziemlich alles an sich verändert zu haben, was die Schönheitschirurgie ermöglichte. Die genaue Zahl ihrer Eingriffe kann sie nicht mehr benennen, aber um die 30 sollen es wohl sein. Was an ihr noch echt ist, kann wohl niemand mehr sagen. Dasselbe trifft auf Popstar Michael Jackson zu. Und Demi Moore gab jüngst für eine Runderneuerung 340 000 Dollar aus.

Auch wenn die meisten es nicht zugeben wollen, es gibt in Hollywood kaum eine Schauspielerin, die nicht geliftet, gespritzt, gepolstert oder abgesaugt ist. Sicherlich ist das gute Aussehen von Popstars und Schauspielerinnen nicht ganz unwichtig und gehört zu ihrem Beruf. Bei manchen Leinwandsternchen wird man allerdings den Verdacht nicht los, dass mangelndes Talent durch künstliche Schönheit ersetzt werden soll. Beispielsweise die Schauspielerin Pamela Anderson, die offen bekennt, dass Brustvergrößerungen ihr Spezialthema seien. Was hat sie zu bieten? Zweitklassige TV-Serien und zweifelhafte Berichte über ihr Privatleben. Der berühmte Regisseur Martin Scorsese bemängelt schon länger das geringe Mimikvermögen so mancher Darsteller, die nicht einmal mehr die Stirn runzeln können, weil ihre Gesichter zu glatt gezogen sind.

Es gibt erfreulicherweise auch Frauen in der amerikanischen Filmbranche, die diesen Wahnsinn nicht mitmachen: Meg Ryan, Rosanna Arquette, Whoopi Goldberg, Daryl Hannah, Gwyneth Paltrow, Jamie Lee Curtis, Anjelica Houston. Letztere verurteilte das Unterspritzen von Lippen als »bizarres Verfahren«.

Die meisten Prominenten diesseits und jenseits des Atlantik, die sich in irgendeiner Weise »verschönern« ließen, decken jedoch den Mantel des Schweigens darüber, wollen an diesem Thema nicht rühren, selbst wenn es der berühmte Blinde mit dem Krückstock sofort erkennen kann. Vor allem Schauspielerinnen oder TV-Moderatorinnen, die sich ganz offenkundig einer Schönheitsoperation unterzogen haben, streiten dies öffentlich ab, besonders, wenn der Eingriff kein Erfolg war.

Auch der Sänger Cliff Richard zierte sich lange, bevor er zugab, dass er sich Botox spritzen ließ, um seine Stirnfalten zu glätten. Er bereute das allerdings bitter, denn danach sackten seine Augenbrauen ab. Trotzdem ist der 65-jährige bereit, sich einer Schönheitsoperation zu unterziehen. Wie er behauptet, lastet auf ihm ein enormer Druck, ein ewig junger Popstar zu sein. Doch wer übt denn konkret Druck auf ihn aus und warum beugt er sich diesem Druck? Würden seine Fans ihn nicht mehr lieben, nur weil er ein paar Falten im Gesicht hat? Vielleicht sollte er sich einmal Fotos von Mick Jagger und den anderen Rolling Stones ansehen. Von denen ist keiner geliftet oder gespritzt – und so sehen sie auch aus. Ihre Gesichter erzählen die ganze Geschichte ihrer Karriere, ihrer Sufforgien, ihrer Drogenexzesse und ihrer Affären. Und auch dafür werden sie von ihren Fans verehrt.

Erika Pluhar, Schauspielerin und Sängerin, sagte in einem Interview mit der Zeitschrift *chrismon**: »Ich habe Falten auf der Oberlippe und Falten an der Wange und irrsinnige Tränensäcke. Und ich habe sie gerne, meine Tränensäcke! Ich stehe zu meinen Augenringen und Stirnfalten. Meine Haare färbe ich schon lange nicht mehr und mit dem Altwerden habe ich mich auseinander gesetzt, als ich noch nicht einmal 40 war. Es ist ungeheuer wichtig, sich das Altwerden zu gestatten. Furchtbar finde ich die Angst vor dem gelebten Gesicht und diese Versuche, sich durch chirurgische Eingriffe eine Scheinjugend zu verschaffen.«

Das ist der entscheidende Punkt: das Gernhaben. Wir müssen uns selbst gern haben, uns selbst so wie wir sind akzeptieren. Und wir sollten uns selbst erlauben, alt zu werden. Denn dieser Entwicklung kann niemand – trotz aller Möglichkeiten der Chirurgie – entgehen.

* Vollständiges Interview in *chrismon* 12/2004

SCHÖNHEITS-OPS SIND LÄNGST KEINE FRAUENSACHE MEHR

Es sind jedoch schon seit Jahren nicht mehr nur Prominente, die sich operieren lassen. Und längst sind auch die Männer in die ehemals weibliche Domäne eingebrochen. Selbst das Geld spielt keine Rolle mehr. Wer es nicht hat, spart entweder für die OP oder holt sich einen Kredit bei der Hausbank.

Der Unterschied zwischen Männern und Frauen besteht in der Motivation. Die meisten männlichen Patienten sind zwischen 40 und 50 Jahre alt, gebildet und arbeiten in gehobenen Berufen. Im Gegensatz zu den meisten Frauen sind Männer nicht daran interessiert, durch eine ästhetische Korrektur makellose Schönheit zu erlangen. Ihre Antriebsfeder liegt im Berufsleben. Dort wollen sie mit jüngeren Männern konkurrieren können, sportlich und gepflegt aussehen. Männer lassen sich vorrangig die Lider straffen, Tränensäcke entfernen, Haare einpflanzen, Botox spritzen, Nasen korrigieren und den Bauch modellieren, sprich Fett absaugen. Penisoperationen kommen recht selten vor und werden von den meisten Ärzten abgelehnt, wenn keine wirkliche medizinische Indikation vorliegt. Dr. Franz Dirnberger, Facharzt für Plastische Chirurgie in Wien, lehnt Penisvergrößerungen ab, weil die nur Ärger bringen. »Sie müssen mit Klagen rechnen«, sagte er in einem Interview.

Bei Frauen sind Fettabsaugungen, Lippen- und Faltenunterspritzungen, Botoxinjektionen, Brustvergrößerungen und Oberschenkelstraffungen besonders beliebt. Ihre Motive begründen sich primär in einem attraktiveren Äußeren. Berufliche Erfolge gelten sehr selten als Motivationsfaktor. Das Alter der operationswilligen Frauen liegt heute zwischen 21 und 50 Jahren. Damit hat sich die Klientel deutlich verjüngt. Waren es vor zehn bis 15 Jahren vorwiegend die 40- bis 50-jährigen Frauen, die sich liften ließen, sind es heute hauptsächlich die Mittzwanzigerinnen, die eine Operation durchführen lassen.

VOM ZWANG, SCHÖN SEIN ZU WOLLEN

Der Drang, schön sein zu wollen, mutiert häufig zum Zwang. Ist die Hürde nach der ersten Operation überwunden, neigen nicht wenige Frauen dazu, sich noch ein zweites, ja drittes Mal operieren zu lassen. Frauen wollen so sein wie sie glauben, dass Männer sie haben wollen, nämlich jung, schlank, langbeinig, blond, durchtrainiert und vollbusig. Um diesem vermeintlichen Männertraum zu entsprechen, tut frau alles, zur Not lässt sie eben mit dem

Skalpell nachhelfen. Dabei befindet sich frau auf dem Holzweg, wie diverse Studien bestätigen. Der Durchschnittsmann hat etwas gegen perfekte Körper und künstliche Schönheit, er will gar keine vollbusige und langbeinige Gefährtin, und blond muss sie auch nicht sein. Hellhaarig ja, aber dann bitte natürlich und nicht aus der Wasserstoffperoxid-Küche. Selbst Ansätze von Cellulite übersehen Männer großzügig. Viel wichtiger sind ihnen gepflegte Hände und schöne Zähne. Die gewünschte Durchschnittsgröße einer Frau liegt bei 1,62 Meter, darin sind sich die Geschlechter ausnahmsweise einig. Nicht einmal ein paar Pfund mehr stören Männer, während Frauen bei einem Gewicht von 54 Kilo schon panisch Diätrezepte wälzen.

Männer sehen Frauen längst nicht so kritisch wie Frauen sich selbst. »Für Männer ist nicht der perfekte Busen das Wichtigste beim Sex, sondern Natürlichkeit, Vitalität und Hingabe«, betont Henner Ertel von der Gesellschaft für Rationelle Psychologie in einem Interview. Befragungen unter Männern ergaben außerdem, dass viele unterspritzte Lippen als wenig kussfreundlich empfinden und deshalb ablehnen.

Wenn es ums Aussehen geht, hilft jedoch keine noch so fundierte, rationale Argumentation. Duldsam, geradezu begierig beugen wir uns der Diktatur von Mode und Werbung, ja wir fördern sie geradezu mit unserem blinden Gehorsam.

Schmale Lippen, volle Lippen, große Augen, kleine Augen, große Brüste, kleine Brüste, schmale Nase, lange Nase – wenn es um das Aussehen geht, agieren viele unreflektiert, geradezu fremdbestimmt, ahmen alles nach, um einem vermeintlichen Ideal zu entsprechen. Und wenn keine Diät, kein Sportprogramm mehr hilft, legt man sich eben unters Messer. Ob das sinnvoll ist, ob dadurch die eigentlichen Probleme verschwinden, ob man hinterher glücklicher ist als vorher, spielt dabei, wenn überhaupt, eine untergeordnete Rolle.

Auch Männer haben ein falsches Bild davon, wie sie von Frauen gewünscht werden. Sie glauben, nur mit breiten Schultern, breiter, behaarter Brust, Waschbrettbauch und muskulöser Figur ab einer Körpergröße von 1,83 Meter könnten sie die Dame ihrer Wahl erobern. Weit gefehlt. Schon bei der Größe geht es los. Zu mehr als 1,80 Meter wollen Frauen nicht hochschauen, Brust und Schultern genügen in mittlerer Breite, Waschbrettbauch tut nicht not. Das Wunschbild, das Frauen von Männern haben, entspricht viel mehr dem tatsächlichen Durchschnitts- als jenem Mustermann, von dem Männer meinen, dass Frauen sich ihn wünschen.

Doch all diesen Erkenntnissen zum Trotz werden immer mehr Frauen und zunehmend auch Männer, gleich welchen Alters, Opfer ihrer eigenen

Einstellung, ihrer Vorstellung von sich selbst und der Vorstellung, die andere von ihnen angeblich haben. Häufig geht es hier um ein psychisches Problem, um Wahrnehmungsstörungen, was das eigene Körperbild betrifft. Die krankhafte Form dieser Störung nennen Mediziner Dysmorphophobie-Syndrom (aus dem Griechischen = Angst vor Hässlichkeit). Die Auslöser dieser Zwangserkrankung sind noch nicht erforscht. Als Ursachen vermutet werden krankhafte Angst vor Zurückweisung, eine anerzogene Gefallsucht oder auch nicht erkannte Depressionen.

Wenn die Dysmorphophobie zusammen mit der Unfähigkeit zu altern auftritt, indem exzessiv versucht wird, die kosmetische Chirurgie zu bemühen, spricht man von einem Dorian-Gray-Syndrom (nach dem gleichnamigen Roman von Oscar Wilde).

Natürlich leidet nicht jeder, der an der eigenen Figur herummäkelt, an einem Dysmorphophobie-Syndrom. Dennoch hat die ständige Kritik am eigenen Körper etwas von einer Wahrnehmungsstörung und lässt insbesondere Selbstachtung vermissen. Wer dauernd dem Irrglauben erliegt, dass immer nur die anderen schön sind, vergisst dabei die Einmaligkeit des Individuums. Jeder einzelne Mensch ist einzigartig, warum also dieses Unikat zerstören?

Was liegt näher, als uns davon freizumachen, dass andere uns ständig erklären dürfen, wie wir auszusehen haben? Doch das ist nicht so einfach. Denn wir leben in einer Mediengesellschaft, in der uns ständig ein unrealistisches Schönheitsideal präsentiert wird. In Film, Fernsehen, Kino, in der Werbung auf Plakatwänden, in Zeitschriften – von überall her starrt es uns aus perfekt geschminkten Augen an. Die schlanken Körper wirken wie eine Anklage an all jene, die keine Idealmaße haben, die zu faul sind, sich im Fitnessstudio zu kasteien, die zu schwach sind, der nächsten Burgerbude aus dem Weg zu gehen, die das Erbe der Mutter in Form von Reiterhosen in enge Jeans zwängen.

Eine besondere Rolle kommt dabei dem Fernsehen zu, das, wenn wir es zulassen, 24 Stunden am Tag in unser privates Reich eindringen kann. Vor allem die Privatsender kennen keine Skrupel, wenn es um Einschaltquoten geht. Sie waren es, die die Schönheits-OP-Shows aus den USA einkauften. In Sendungen wie »The Swan«, »I want a famous face« oder »Alles ist möglich« ließen sich willige Patientinnen vor laufender Kamera umoperieren. Dass damit die Grenze des guten Geschmacks weit überschritten wurde, ist eine Sache. Dass sich in Deutschland sofort übereifrige »Schönheitschirurgen« meldeten, die bereit waren, ihre Schneidekünste vor laufender Kamera unter Beweis zu stellen, die andere. Das sorgte für ziemlichen Wirbel und Ärger bei den Vertretern der Fachverbände Ästhetisch-Plastischer Chirurgen. Geplant war 2004 unter anderem eine Live-OP im Big-Brother-Container von RTL2. Der Arzt Dr. Axel Neuroth aus Düsseldorf hatte bereits sein Skalpell geschliffen, um als erster deutscher Mediziner den chirurgischen Eingriff an einem völlig gesunden Menschen durchzuführen, den zuvor der Sender aussuchen wollte. Der damalige Präsident der Deutschen Gesellschaft für Ästhetisch-Plastische Chirurgie (DGÄPC), Albert K. Hofmann, wetterte im Interview: »Allen Ärzten, die an dem geplanten OP-Showbusiness teilnehmen, sollte meiner Meinung nach umgehend die Approbation entzogen werden«. Die geplante Operation fand nicht statt und die Schönheits-OP-Shows brachten nicht die erwünschten Quoten, so dass fast alle Sendungen nach kurzer Zeit wieder eingestellt wurden. Denn wie eine Umfrage des Meinungsforschungsinstitutes polis im Auftrag der dpa ergeben hat, sagten 55% der Befragten aus, sie würden solche Shows nicht anschauen. 28%, also jeder vierte, sprach sich sogar für ein Verbot derartiger Sendungen aus.

Was hier im Ansatz versucht wurde, ist moralisch und ethisch mehr als zweifelhaft. Sowohl von Seiten der TV-Anstalten als auch von Seiten mancher Mediziner, die – gegen gutes Geld, versteht sich – eilfertig ihre Dienste anboten.

Bei so viel aggressiver Werbung in Sachen Schönheit verwundert es allerdings kaum, dass der Gang zum Chirurgen von manchen Menschen als einzige, als letzte Alternative gesehen wird, zumal sie so einfach erscheint wie der Gang zur Apotheke.

Da kommt natürlich auch jene Maxime der Medizin gelegen, heute sei nahezu alles machbar. Und das gilt insbesondere für kosmetische Operationen. Alles mag machbar sein – aber muss deshalb auch alles gemacht werden?

In einem Vorwort zu einem Kompendium, das sich mit dem Thema »Schönheitschirurgie« befasst und unter anderem auflistet, was die ästhetische Chirurgie zu bieten hat, schreibt Prof. Dr. Dr. H. F. Sailer, Dr. h. c. mult., Zahnarzt und plastischer Chirurg in Zürich: »Schönheitsoperationen, speziell bei jungen Menschen, stellen heute eine gezielte Maßnahme bei der Karriereplanung dar. Es geht hierbei also nicht um Eliminierung von erschlaffter Haut, sondern um eine chirurgische Neuformung des Gesichtes, soweit es dem messbaren Schönheitsideal unserer europäischen Kultur entspricht. Änderungen der Körperform mittels Chirurgie, Bodybuilding und Lifestyle gehören dazu.«

Wer solche Sätze liest, muss sich über die Bereitwilligkeit von jungen Frauen und Männern, sich unters Messer zu legen, nicht wundern. Sie werden ja geradezu aufgefordert, sich in die Hand eines Chirurgen zu begeben, wenn sie dem gängigen Schönheitsideal nicht entsprechen. Damit ist eine freie Entscheidung praktisch ausgehebelt und die Basis für eine ästhetische Operation, wie der amerikanische Kultur- und Literaturhistoriker Prof.

Sander Gilman sie definiert, wird ad absurdum geführt. Gilman sagte in einem Interview: »Eine Grundvoraussetzung für die ästhetische Chirurgie ist, dass der Mensch sich als autonom versteht.« Doch wie autonom sind wir, wenn wir uns von Film, Fernsehen und Werbung diktieren lassen, was Schönheit ist und wie wir uns dieser anzupassen haben?

Konnte man die schönheitsverrückten alten Griechen und Römer, die ihre Götterstatuen schminkten und ihre Porträts mit den jeweils neuesten Perücken ausstaffierten, noch belächeln, bleibt einem heute das Lachen eher im Halse stecken. Der menschliche Körper ist zu einem Produkt geworden, das man nach Belieben umgestalten und neu formen kann.

Größere Brüste? Kein Problem, ein bisschen Silikon und schon stimmt die Silhouette. Die Oberschenkel vom lästigen Fett befreien, eine neue Nase, ein bisschen vollere Lippen und wenn man schon dabei ist, vielleicht noch ein Permanent-Make-up? Wenn alles fertig ist, schauen Sie in den Spiegel: Erkennen Sie sich wieder? Sind Sie zufrieden, glücklich? Ist die Operation gelungen oder ist das Ergebnis nicht so ausgefallen, wie Sie sich das vorgestellt haben? Oder noch schlimmer, hat der Operateur Sie womöglich verpfuscht? Die Dunkelziffer der schief gegangenen kosmetischen Operationen ist sicher nicht gerade klein. Zahlen liegen nicht vor. Denn für chirurgische Eingriffe jedweder Art besteht keine Meldepflicht. Und fehlgeschlagene Operationen werden schon gar nicht publik gemacht. Einzig die Rechtsanwaltskanzleien, die sich auf Medizin- und Patientenrecht spezialisiert haben, verzeichnen einen Zuwachs. Laut der Kölner Anwaltskanzlei Meinecke & Meinecke hat sich die Zahl der Kunstfehlerprozesse in der ästhetischen Chirurgie seit den 1980er Jahren mehr als verzehnfacht. Ursache hierfür ist vor allem die steigende Zahl der Ärzte, die operieren, obwohl sie keine fundierte Ausbildung haben.

Es sind nur wenige Patienten, die sich nach einem verpfuschten Eingriff an die Öffentlichkeit wagen, die Selbsthilfegruppen gründen, ihre Schicksale in Internet-Foren schildern, zum Anwalt gehen und ihren Arzt auf Schadenersatz verklagen.

Wer sich einer ästhetischen Korrektur unterzieht, ist verschwiegen. Frauen erzählen es häufig nur dem Ehemann oder dem Partner, andere Familienmitglieder erfahren davon selten etwas, Freunde und Freundinnen schon gar nicht. Noch verschlossener sind Männer. Sie halten, wenn es irgendwie geht, den Eingriff häufig auch vor der Partnerin geheim.

Auch wenn die Verschwiegenheit verständlich ist, so ist sie doch gefährlich. Gefährlich für jeden Patienten, der gutgläubig die Praxis eines Pfuschers betritt und sich von ihm operieren lässt.

DIE JUGEND UND DER SCHÖNHEITSWAHN

Eine ganz besondere Gruppe, die für sehr viel aufgeregten Gesprächsstoff sorgt, sind Jugendliche, die sich von »Schönheitsoperationen« Wunder versprechen. Wunder, weil sie glauben, wenn sie aussehen wie Britney Spears, sind ihre Probleme gelöst. Diese Probleme haben nichts mehr mit ein bisschen Babyspeck oder Pubertätsakne zu tun. Hier handelt es sich um eine handfeste psychische Erkrankung, die bereits erwähnte Dysmorphophobie. Das geht so weit, dass vor allem Mädchen (im Alter zwischen 14 und 20 Jahren) ihren Körper oder Teile ihres Körpers als derartig hässlich empfinden, dass sich daraus Depressionen entwickeln, dass diese Kinder nicht mehr aus dem Haus gehen, sich nicht in die Schule trauen, Essstörungen und Ängste entwickeln. Woher diese Ablehnung des eigenen Körpers kommt, ist unklar. Dabei ist für Außenstehende, seien es Schulfreunde, Eltern oder Verwandte, der vermeintliche Makel überhaupt nicht erkennbar. Dass in solchen Fällen »Schönheitsoperationen« keinen Sinn ergeben, versteht sich von selbst. Doch ist äußerste Feinfühligkeit von Seiten des Arztes erforderlich, um Betroffenen klar zu machen, dass stattdessen eine psychotherapeutische Behandlung zu mehr und dauerhaftem Erfolg führt.

Außer dieser speziellen Gruppe gibt es aber auch Teenager, die mit reichlich Selbstbewusstsein daherkommen und mit 15 Jahren nach einer größeren Brust verlangen oder nach einem Po wie Jennifer Lopez. Natürlich sind solche Wünsche unsinnig und wenn Eltern oder Ärzte ihnen nachgeben, verhalten sie sich hochgradig fahrlässig. Stecken diese Halbwüchsigen doch mitten in der Pubertät und ihr Körper noch in der Entwicklung, die mindestens bis zum 18. Lebensjahr andauern kann. Das ist den meisten Jugendlichen gar nicht bewusst. Hier gilt es von ärztlicher Seite Aufklärung zu leisten. Auch im Hinblick auf die Tatsache, dass Jugendliche ganz besonderen Risiken ausgesetzt sind: Die Narben, die bei einer Operation entstehen, wachsen mit, da der Körper noch nicht ausgereift ist. Im Laufe der Zeit werden sie also größer und schaffen damit neue Probleme. Auch bei Brustimplantaten ist im jugendlichen Alter höchste Vorsicht geboten. Es kann sich rund um die Silikonpolster Narbengewebe bilden, das sich verhärtet und die Brust verformt. Das Fettabsaugen gehört ebenfalls in ein Alter jenseits der 18 Jahre. Manche Ärzte machen den Eingriff zwar schon bei 16-Jährigen, aber das ist völlig verfrüht. Was immer in dem Alter als Babyspeck vorhanden ist, wird sich auswachsen. Und wenn nicht, sind Diät und Sport eine wesentlich gesündere und ungefährlichere Alternative.

Dass Jugendliche zwischen 16 und 18 noch einmal einen gehörigen Schuss nach oben machen, ist nicht ungewöhnlich. Ungewöhnlich ist deshalb auch nicht, dass sehr häufig nachoperiert werden muss, wenn ein kosmetischer Eingriff zu früh stattfindet.

Ein Problem stellt dar, dass Jugendliche heute mit dem Credo aufwachsen, dass nahezu alles käuflich ist. Auch die Schönheit. Dass sie damit gesundheitliche Risiken eingehen, unter Umständen ein Leben lang entstellt sein könnten, ist ihnen nicht bewusst. Ebenso wenig wissen sie, ob die gewünschte Veränderung, die Nase und der Po von XY überhaupt zum eigenen Körper passen würden.

Zu dieser lockeren Einstellung haben natürlich solche Schönheits-OP-Sendungen in den Privatsendern wie »The Swan« oder »I want a famous face« sehr viel beigetragen. Gerade in »I want a famous face« wurde Operationswilligen angeboten, sich so operieren zu lassen, dass sie nachher aussehen wie das heiß verehrte Vorbild. Glücklicherweise stieß diese Sendung nur auf wenig Zuschauerinteresse und wurde rasch abgesetzt. Geblieben sind ein schaler Nachgeschmack und Entsetzen über das Vorgehen von Fernsehsendern, die zu allem bereit sind, um Quote zu erzielen. Besonders perfide ist, dass diese Sender sich an eine Klientel wenden, die (noch) stark manipulierbar ist: Jugendliche. Viele haben noch kein ausgeprägtes Selbstwertgefühl und sind sehr viel mehr als Erwachsene dem Diktat der Optik unterworfen. In ihren Augen zählt nur, was vermeintlich gut aussieht.

Die Leipziger Psychologin Ada Borkenhagen kritisiert, dass »das gängige Schönheitsideal sehr stark normierend wirkt. Es ist schwierig, diesem Ideal nicht zu entsprechen und trotzdem noch ein gesundes Selbstwertgefühl zu entwickeln«.

Häufig wird jungen Menschen auch suggeriert, dass Schönheit einen Mangel an Bildung ausgleicht. Doch Bildung kann durch nichts ersetzt werden und Schönsein allein genügt nicht. Wer möchte schon über sich hören: »Sie sieht ja gut aus, aber den Mund aufmachen darf sie nicht ...«

Es ist natürlich für Jugendliche schwierig, sich dem Schönheits-OP-Wahn zu entziehen, wenn ihre Eltern derartige Manipulationen am Körper in Ordnung finden. Es kommt sogar vor, dass Mutter und Tochter gleichzeitig einen »Schönheitschirurgen« aufsuchen. Mal mit denselben, mal mit unterschiedlichen Wünschen. In solchen Fällen fehlt das Korrektiv aus dem Elternhaus. Doch genau dort liegt zuallererst die Verantwortung, wenn es darum geht, einem Kind zu erklären, warum eine kosmetische Operation keine Lösung für bestehende Probleme ist. Vor allem sollte Jugendlichen ganz klar vermittelt werden, dass mit jeder Operation Risiken verbunden sind (dazu mehr im übernächsten Kapitel).

Der einzige Eingriff, der in jungen Jahren medizinisch gerechtfertigt ist,

ist die Ohrenkorrektur. Wenn ein Kind abstehende Ohren hat und darunter leidet, weil es von anderen wegen der so genannten Segelohren gehänselt wird, können diese ab dem sechsten Lebensjahr chirurgisch angelegt werden. Alles andere sollte, wenn überhaupt, auf eine Zeit jenseits des 20. Lebensjahrs verschoben werden. Wenn Eltern von ihrem Recht Gebrauch machen, ihren Kindern derartige Eingriffe bis zum 18. Lebensjahr zu verweigern, müssen diese eben so lange warten – und bis dahin haben sich erfahrungsgemäß so manche unrealistischen Träume in Luft aufgelöst.

Um zu verhindern, dass gerade Jugendliche sich von der Werbung für Schönheitsoperationen ködern lassen, wurde eine »Koalition gegen den Schönheitswahn« ins Leben gerufen. Auf Initiative von Bundesärztekammer-Präsident Jörg Hoppe haben sich Repräsentanten aus Politik, Kirche, Gesellschaft und Ärzteverbänden zusammengeschlossen, um »zu verhindern, dass unsere Kinder sich in ihrem Selbstwertgefühl vor allem durch suggerierte Defizite gegenüber Stars und Sternchen definieren – Persönlichkeit ist keine Frage der Chirurgie«, formulierte Hoppe das Anliegen der Koalition.

Das ist durchaus honorig und im Ansatz unterstützenswert. Allerdings gab es umgehend Kritik an der Koalition, die angeblich mit falschen Zahlen arbeitet. So behauptet die Koalition, dass etwa zehn Prozent aller ästhetisch-plastischen Operationen an unter 20-Jährigen vorgenommen würden, mit der Einschränkung allerdings, dass es sich überwiegend um Ohren-Operationen handle. Sehr verärgert über das Spiel mit diesen Zahlen ist Dr. Rolf Kleinen, Präsident der Deutschen Gesellschaft für Ästhetisch-Plastische Chirurgie (DGÄPC), der dies in einem offenen Brief an die Koalition kundtat: »Es gibt keine einzige seriöse und wissenschaftlich relevante Umfrage über die Frequenz von kosmetischen Operationen im Kindesalter in Deutschland (...) Um Ihnen erste deutsche Daten zu liefern, haben wir in unserer Gesellschaft (...) mit jährlich rund 16 000 Eingriffen eine Umfrage erhoben: Demnach werden weit unter einem Prozent aller ästhetisch-plastischen Eingriffe – unter der Voraussetzung strengster medizinischer Indikation – bei Jugendlichen durchgeführt.« Statt falsche Zahlen zu verbreiten, forderte Kleinen mehr Qualitätskontrolle: »Wäre es nicht sehr viel vernünftiger, sich mit offenkundigen und seit Jahren bekannten und von seriösen Verbänden immer wieder angeprangerten Missständen auseinander zu setzen, wie z.B. das Durchführen von ästhetisch-plastischen Eingriffen durch Heilpraktiker und Nicht-Ärzte (z.B. Kosmetikerinnen), und bereits bestehende funktionstüchtige Qualitätsstandards für die Ausübung ästhetisch-plastischer Operationen besser zu überwachen?«

Da es kein verlässliches Zahlenmaterial gibt, werden irgendwelche Phantasiezahlen in Umlauf gebracht und diese kursieren dann hemmungslos weiter in den verschiedenen Fachblättern und Pressemitteilungen. Das gilt auch für die 36-seitige Broschüre »Gegen den Schönheitswahn« des Bundesgesundheitsministeriums, in der Kardinal Lehmann eine Passage aus der Pressemitteilung der Vereinigung der Deutschen Plastischen Chirurgen (VDPC) zitiert: »Schon jetzt werden zehn Prozent aller ästhetisch-plastischen Operationen an unter 20-Jährigen vorgenommen. Selbst in der Altersgruppe von 9-14 Jahren spricht man über das Thema.« Mit wie vielen neun- bis 14jährigen hat der Kardinal wohl gesprochen, um das beurteilen zu können?

Zu lesen gibt es in der Broschüre allerdings ein interessantes Interview mit der Schauspielerin Franka Potente. Zum Thema Schönheit hat sie eine dezidierte Meinung: »Nichts ist attraktiver und stellt jede oberflächliche Schönheit in den Schatten als ein tolles Selbstbewusstsein, Humor, Interesse und Klugheit.«

Bemerkenswert ist auch der Beitrag von Nina Degele, allein deswegen lohnt es sich, die Broschüre im Internet herunterzuladen (Adresse im Anhang). Die Professorin für Allgemeine Soziologie und Gender Studies am Institut für Soziologie der Universität Freiburg schreibt: »Wenn Menschen gefragt werden, für wen sie sich schön machen, lautet die Antwort fast immer ›für mich selbst‹. Das stimmt nicht, auch wenn viele felsenfest davon überzeugt sind. Schön machen wir uns vor allem, weil wir soziale Anerkennung brauchen (...) Schönheitshandeln bedeutet, sich über das Aussehen und die äußere Erscheinungsweise sozial zu positionieren, d.h. zu wissen, wo und von wem man anerkannt werden möchte und von wem man sich abzugrenzen hat. Deshalb geht es in der ganzen Schönheitsdiskussion eigentlich auch gar nicht um Schönheit und schon gleich gar nicht um die Frage, was und wer schön (oder hässlich) ist oder was schön sein soll, sondern um Schönheitshandeln: Schönheitshandeln ist ein Medium der Kommunikation und dient der Inszenierung der eigenen Außenwirkung zum Zweck der Erlangung von Aufmerksamkeit und Sicherung der eigenen Identität. Schönheitshandeln ist mit anderen Worten ein sozialer Prozess, in dem Menschen versuchen, soziale (Anerkennungs-) Effekte zu erzielen, was freilich auch misslingen kann.«

Die Inszenierung der Außenwirkung. Dabei fallen einem doch sofort all jene ein, die das Rampenlicht suchen und genießen. All die Schauspieler, Models, all die Sportler, Politiker, Moderatoren, Entertainer und Nachrichtensprecher. Sie haben es sich »im Großen«, sprich vor einem großen Publikum zur Aufgabe gemacht, sich sozial zu positionieren – um sich von der Masse abzuheben. Nach Anerkennung streben wir allerdings alle, nicht nur Prominente. Wir brauchen die Bestätigung von der Familie, den Freunden, den Arbeitgebern, den Mitarbeitern, dem Partner. Anerkennung dient auch der eigenen Persönlichkeit, der Stabilisierung des Selbstwertgefühls, des eigenen Handelns.

Wem das Ansehen versagt wird, und das ist der springende Punkt, darf die Lösung allerdings nicht beim Schönheitschirurgen suchen. Das muss vor allem Jugendlichen vermittelt werden, die glauben, auf diese Weise den Beifall jener zu finden, um deren Gunst sie buhlen. Insofern ist die Gründung der Koalition gegen den Schönheitswahn eine gute Idee. Doch sie sollte sich nicht darin erschöpfen, mit Pressemitteilungen an die Öffentlichkeit zu gehen. Es reicht nicht, wenn Ulla Schmidt eine Broschüre gegen den Schönheitswahn drucken lässt. Denn ganz ehrlich: Wie viele Jugendliche lesen das wohl?

Es wäre viel sinnvoller, wenn an den Schulen im Rahmen des Unterrichts Aufklärung stattfände. Aufklärung über unser Selbstbildnis, unsere Selbstachtung, und die Aufklärung über ästhetische Operationen. Wann und warum sie eingesetzt werden, was sie für Gefahren bergen, was dabei alles schief gehen kann. Mit einem Aufklärungsfilm und entsprechendem Bildmaterial könnte man so sehr viel mehr erreichen als mit irgendwelchen Broschüren.

Noch einmal zurück zu den Zahlen: Auch wenn das vorhandene Material keineswegs repräsentativ ist, ist zumindest ein leichter Aufwärtstrend von ästhetischen Operationen zu verzeichnen. 2002 waren es laut der ISAPS, der International Society of Plastic Surgery, in Deutschland 5,0 Prozent, 2002 sank die Zahl auf 3,8 und stieg 2004 auf 6,3 Prozent an.

Allerdings sind die Zahlen der ISAPS nicht verbindlich, wie die Organisation selbst einräumt. Das können sie auch nicht sein, denn nicht jeder plastische Chirurg ist Mitglied der ISAPS, ganz zu schweigen von jenen Ärzten, die gar keine plastischen Chirurgen sind und trotzdem operieren.

Operationen von A bis Z

Es ist beeindruckend, was mittels kosmetischer Chirurgie inzwischen tatsächlich möglich ist und demgemäß auch angeboten wird. Angesichts dieser Möglichkeiten der modernen Chirurgie kann man sich einer gewissen Faszination nicht entziehen, völlig unabhängig von einer ethisch-moralischen Wertung.

Bevor ich Ihnen aufzeige, was alles machbar ist, entführe ich Sie noch einmal zu einer kleinen Reise in die Vergangenheit, zu den Anfängen der Plastischen Chirurgie.

MIT DER NASE FING ALLES AN

Der Beginn der Plastischen Chirurgie geht Hand in Hand mit den Anfängen der Medizin selbst. Vor Urzeiten wurde der Mensch genauso von Krankheiten geplagt wie heute. Und es waren dieselben Erkrankungen, unter denen wir auch heute noch leiden: Arthrose, Krebs, Karies, Rückenschmerzen. Die Medizin der Frühgeschichte hatte jedoch einen anderen Ansatzpunkt. Sie war religiös und magisch geprägt. Kranke Menschen wurden durch »Teufelsaustreibungen«, das Vertreiben von bösen Geistern oder mittels schamanischer Rituale von ihrem Leiden befreit, zumindest wurde das versucht. Die europäische Medizin begann mit Hippokrates (460 bis 375 v. Chr.) im antiken Griechenland. Doch schon weit vorher versuchten sich Mediziner an der Plastischen Chirurgie. Diese hatte weder zu Beginn noch für lange Zeit danach eine künstliche Verschönerung zum Ziel. Die damaligen Eingriffe dienten einzig und allein der Wiederherstellung versehrter Körperteile, die beispielsweise im Krieg verletzt worden waren. Die Wiege der Plastischen Chirurgie liegt in Indien. Sushruta (3. Jahrhundert v. Chr.), der erste Plastische Chirurg der Welt, widmete sich einem der diffizilsten Gebiete der Plastischen Chirurgie: der Nase. Der Inder rekonstruierte Nasen aus einem Wangenlappen. Er schnitt einen gestielten Hautlappen aus der Wange, klappte ihn über die Nase und nähte ihn fest. Zwei Röhrchen ermöglichten das Atmen. War der Lappen angewachsen, wurde der Stiel entfernt oder durchgeschnitten. Von einer Anästhesie war man damals meilenweit entfernt, so dass die Patienten die

Eingriffe bei vollem Bewusstsein erlebten und festgebunden werden mussten, damit sie nicht womöglich doch noch das Weite suchten. Die meisten fielen vermutlich in eine gnädige Ohnmacht. Die Ergebnisse solcher Eingriffe entsprachen natürlich nicht im entferntesten ästhetischen Vorstellungen. Doch die Betroffenen nahmen das klaglos hin, ebenso wie die unvorstellbaren Schmerzen. Denn wer sich zu einer derartigen Operation bereit erklärte, hatte nichts mehr zu verlieren. Es waren die gesellschaftlich Ausgestoßenen, Kriegsgefangene, Verbrecher und Ehebrecher, die betroffen waren und denen zur Strafe die Nase abgeschnitten worden war. Die damaligen Gesetze sahen auch das Abtrennen von Ohren und Oberlippe vor. Jene Parias der Gesellschaft hätten alles in Kauf genommen, um den äußerlichen Makel loszuwerden und wieder in die Gemeinschaft integriert zu werden. Ob diese Rückkehr allerdings gelang, darf man bezweifeln. Was Hippokrates für die griechische Medizin war, war Sushruta für die indische. Er galt als sehr innovativer Arzt, der auch Lippen aus angrenzendem Gewebe wieder aufbaute, Augenoperationen und Kaiserschnitte durchführte, Knochen verpflanzte, prä- und postoperative Behandlungen verordnete (ähnlich der heutigen Physiotherapie), Blasensteine entfernte, bei Bauchwassersucht punktierte und das Bestehen von Krebstumoren und das Wachstum von Metastasen dokumentierte.

Doch nicht nur auf dem vorderasiatischen Kontinent versuchten sich Ärzte in der wiederherstellenden Chirurgie. Der Reiselust damaliger Mediziner ist es zu verdanken, dass Sushrutas frühe Methode der Rhinoplastik, also der Nasenkorrektur, sich auch in anderen Ländern verbreitete.

Da die körperliche Verstümmelung als drakonische Strafe in allen Kulturen üblich war, versuchten sich auch Ärzte in China, Ägypten, Griechenland, Byzanz und im römischen Kaiserreich an der Rekonstruktion verletzter Körperteile. In Ägypten übte man sich um 1350 v. Chr. in der Wiederherstellungschirurgie. Bei Ausgrabungen fanden Archäologen Mumien, denen die Ohren replantiert worden waren.

Nach Europa gelangte die Plastische Chirurgie erst während der Renaissance. Der Italiener Antonio Branca entwickelte Ende des 14. Jahrhunderts eine bemerkenswerte Alternative zur Rhinoplastik von Sushruta. Branca verwendete gestielte Armlappen, Hautstücke aus dem Oberarm der Betroffenen, um die Nase wieder aufzubauen. Wie in Indien waren Brancas Patienten sozial Ausgegrenzte. Da sich damals die Geschlechtskrankheit Syphilis rasend schnell ausbreitete, gab es viele Opfer, deren Nasenscheidewand durch die Krankheit zersetzt war. Sie trugen ihr Stigma, das sie als unmoralische Menschen brandmarkte, also mitten im Gesicht. Doch wie schon so oft mischte sich die katholische Kirche ein, die Krankheiten und Leiden als »gottgewollt« ansah und somit häufig versuchte, die Ärzte an ihrem Tun zu hindern. Gerade den Syphilis-Kranken verweigerte die Kirche ihre Hilfe, da sie genau jenes Stigma als Strafe Gottes für ihr sündiges Verhalten betrachtete. Trotzdem konnte die Kirche den Fortschritt der Medizin höchstens kurzzeitig verzögern, nicht aber aufhalten.

Brancas Verfahren wurde von seinem Landsmann Gaspare Tagliacozzi (1546-1599) etabliert und gelangte schließlich zu Weltruhm. Das war ein Meilenstein in der Plastischen Chirurgie in Europa.

In Deutschland gilt Johann Friedrich Dieffenbach (1792-1847) als Wegbereiter dieser medizinischen Disziplin und der Transplantationsmedizin. Er studierte zunächst Theologie, dann Medizin und war ab 1840 Direktor am Chirurgischen Klinikum der Charité in Berlin. Er war es auch, der 1845 als erster aus rein kosmetischen Gründen eine Nasenoperation durchführte und die zu groß geratene Nase einer Berliner Metzgergattin verkleinerte.

Der Fortschritt der Medizin geriet im 18. Jahrhundert durch Inquisition und Hexenverbrennungen ins Stocken. Und erst im 19. Jahrhundert griff man wieder auf Tagliacozzis Wissen zurück. Die Erfindung der Narkose 1846 durch den amerikanischen Zahnarzt William Thomas Green Morton revolutionierte schließlich die gesamte Medizin und eröffnete auch der Plastischen Chirurgie ganz neue Möglichkeiten. So gelang beispielsweise erstmals die Rekonstruktion der Lippen-Kiefer-Gaumen-Spalte (ehemals »Hasenscharte« genannt). 1872 erzielten Ärzte bahnbrechende Erfolge bei Hautverpflanzungen, 1907 wurde erstmals eine Methode zur Verkleinerung von Brustdrüsen entwickelt. Das war die Basis für Professor Erich Lexer, der 1925 die erste Brustverkleinerung und ein erstes Facelifting in Deutschland vornahm. Lexer gilt noch heute als bedeutende Persönlichkeit auf dem Gebiet der Plastischen Chirurgie.

Die beiden Weltkriege schließlich führten zu einer geradezu sprunghaften Weiterentwicklung der Plastischen Chirurgie und einer allgemeinen Akzeptanz in der Öffentlichkeit. Die kosmetische, rein verschönernde Chirurgie wurde erst Mitte des 20. Jahrhunderts als Möglichkeit entdeckt, nachdem die Entwicklung der Mikrochirurgie feine Wundnähte und eine präzise Verbindung von Blutgefäßen und Nerven möglich machte. So wurde 1963 die erste Brustvergrößerung mit Silikonkissen verwirklicht – ein weiterer Höhepunkt in der Plastischen Chirurgie. 1977 schließlich präsentierte der Italiener Giorgio Fischer die von ihm entwickelte Liposuktion oder Fettabsaugung, die inzwischen wohl am häufigsten durchgeführte Operation in der ästhetischen Chirurgie, erstmals der Öffentlichkeit.

In den 1970er Jahren waren es vor allem amerikanische Stars, die der ästhetischen Chirurgie den Weg ebneten und sie in höheren Kreisen salonfähig machten. Nach Europa gelangte die ästhetische Chirurgie erst später und war mit der Wortschöpfung »Schönheitschirurgie« bald in aller Munde. Auch hier war es die High Society, die sich erlebnishungrig auf diese neue chirurgische Disziplin stürzte. Die gelangweilte Gattin des millionenschweren Unternehmers, die ihr geliftetes Gesicht in St. Moritz in die Sonne hielt, wurde rasch zum Symbol für eine dekadente Überflussgesellschaft. Aber auch Stars aus Film und Fernsehen begannen mit den Möglichkeiten, vermeintlich ewig jung (und erfolgreich?) zu bleiben, zu liebäugeln. Prominentes Beispiel war sicherlich Hildegard Knef, die sich liften ließ – und ein für allemal ihr ausdrucksstarkes Gesicht an ein maskenhaftes Aussehen verlor. Dank erkennbar schlechter Schönheitschirurgie eine Entwicklung, die ihr viele Fans nicht verzeihen konnten. Das Ergebnis war nicht mehr Erfolg, sondern weniger. Ihre Karriere erlitt einen Knick. Das gekünstelte Gesicht wollte in den Medien niemand sehen.

Heute ist es längst nicht mehr ein Privileg der Reichen und Prominenten, sich beim Chirurgen runderneuern zu lassen. Von der Juristin bis zur Krankenschwester kann es sich heute jede leisten, sich ein Stück vom Schönheitskuchen abzuschneiden. (Aber nicht alles, was man bezahlen kann, sollte man sich auch leisten.)

DIE VIELFALT DER PLASTISCHEN CHIRURGIE

Die kosmetische Chirurgie wird von Plastischen Chirurgen durchgeführt, die nach ihrem Grundstudium noch eine sechsjährige Facharztausbildung absolvieren, während der auch kosmetische Eingriffe gelehrt werden. Bevor diese Ärzte und Ärztinnen ihre Zulassung und den Titel des Plastischen Chirurgen tragen dürfen, müssen sie vor der Ärztekammer eine Prüfung ablegen.

Die Plastische Chirurgie fußt heute auf vier Säulen:

1. Rekonstruktion bei angeborenen oder erworbenen Defekten (Unfall, Krankheit).
2. Ästhetische Chirurgie, die das Erscheinungsbild verändert.
3. Verbrennungschirurgie, eine äußerst diffizile Kunst, bei der nicht nur Muskeln und Nerven funktionsfähig gehalten werden sollen, sondern auch möglichst narbenarme Ergebnisse gefordert sind.

4. Handchirurgie, bei der unrettbar verlorene Gliedmaßen ersetzt werden. Zum Beispiel kann der große Zeh die Funktion des Daumens an der Hand übernehmen.

Die Plastische Chirurgie ist also ein sehr altes Fachgebiet der Medizin, im Gegensatz zur rein ästhetischen. Insofern ist es durchaus beeindruckend, was heute alles machbar ist. Ob auch alles notwendig ist und wirklich umgesetzt werden muss, ist eine andere Frage. Zwischen der Abdominalplastik und der Entfernung der Zornesfalte liegen Eingriffe, die ich Ihnen gleich stichwortartig auflisten werde. Stichwortartig deshalb, weil es nur darum geht, aufzuzeigen, was möglich ist, da sich dieses Buch nicht als Ratgeber für eine geplante kosmetische Operation versteht. Weiterführende Literatur finden Sie im Anhang.

Augenlidkorrektur. Schlupflider und Tränensäcke werden entweder klassisch mit Skalpell und Schere oder mit einem CO2-Laser entfernt. (Kosten: ab 1.500 Euro)

Brauenlifting. Am oberen Rand der Augenbrauen wird ein Hautstreifen entfernt, um die Augenbrauen wieder in Form zu bringen. (Kosten: ab 2 500 Euro)

Facelifting. Hier gibt es unterschiedliche Ansätze, je nachdem was gemacht werden soll. In so genannten SMAS-Liftings (Superficial Muscular Aponeurotic System) wird die Haut von Gesicht und Hals gestrafft, wobei der Chirurg erschlaffte Gewebestrukturen anhebt. Es gibt auch singuläre Eingriffe, bei denen beispielsweise nur Wangen, Hals oder Stirn geliftet werden. (Kosten: 6.000 bis 10.000 Euro)

Faltenbeseitigung. Mit Kollagen, Eigenfett, Hyaloronsäure oder Botulinum Toxin (kurz Botox) rückt man Lippen-, Stirn-, oder Mundfalten zu Leibe. Chemisches Peeling mit Säuren, Laser-Peeling und Dermabrasion (Abschleifen) sollen durch Hauterneuerung für ein jugendlicheres Aussehen sorgen. (Kosten: ab 300 Euro)

Gesichtskorrekturen. Kinnimplantate, Kinnrandverschiebung und Kinnreduktion verändern die Konturen eines Gesichts. (Kosten: 2.000 bis 3.000 Euro)

Nasenkorrektur. Neben der rein kosmetischen Korrektur gibt es hier auch eine Reihe von medizinischen Indikationen, die eine Nasenoperation notwendig machen können, wie etwa eine verkrümmte Nasenscheidewand.

Unterschieden wird zwischen einer offenen (Schnitt in den Nasensteg) und einer geschlossenen (Hautschnitte im Naseninneren) Rhinoplastik. (Kosten: 3.000 bis 7.000 Euro)

Wangenkorrektur. Aufbau des Jochbeins mit Implantaten aus Kunststoff oder gefriergetrocknetem Knorpel. (Kosten: 3.500 bis 4.500 Euro)

Nasolabialaufbau. Bei sehr tiefen Falten, die von der Nase zum Mundwinkel führen, reichen Unterspritzungen nicht mehr aus. Der Bereich wird deshalb mit Lyoknorpelblöckchen unterlegt. (Kosten: 1.500 bis 2.500 Euro)

Ohrenkorrektur. Abstehende Ohren, Ohrmuschel und Ohrläppchen können chirurgisch verändert werden. (Kosten: rund 1.000 Euro pro Ohr)

Brustkorrektur. Vergrößerung, Verkleinerung, Straffung. Außerdem Brustrekonstruktion nach einer Mastektomie. (Kosten: 5.000 bis 7.000 Euro)

Fettabsaugung. Ist an fast allen Stellen des Körpers möglich: Oberarme, Bauch, Po, Oberschenkel innen und außen (sog. Reiterhosen), Hüfte und Rücken. Auch verdickte Schamhügel können abgesaugt werden. (Kosten: je nach Aufwand zwischen 1.000 und 7.000 Euro)

Bauchdeckenstraffung. Nach einer Schwangerschaft oder starker Gewichtsreduktion kann es sein, dass sich die überdehnte Bauchdecke auch durch Sport nicht zurückbildet. Bei einer Straffung wird der Schnitt meist parallel zur Schamhaargrenze durchgeführt. (Kosten: 5.000 bis 7.000 Euro)

Bodylifting. Wird gerne nach starker Gewichtsabnahme gemacht, um die Körpersilhouette zu verbessern und eine Körperstraffung zu erzielen. Ein Schnitt wird in der Leistenregion und rund um die Gürtellinie gezogen. Dieses Verfahren ist häufig die letzte Chance für Menschen, die nach einer verpfuschten Fettabsaugung wieder einigermaßen akzeptabel aussehen wollen. (Kosten: je nach Umfang rund 10.000 Euro)

Haartransplantation. Bei genügend vorhandenem Eigenhaar lassen sich kahle Stellen abdecken. Der viertbeliebteste Eingriff bei Männern. Auch Augenbrauen, Wimpern und Barthaare können wieder eingepflanzt werden. (Kosten: je nach Umfang zwischen 1.500 und 7.000 Euro)

Genitaloperationen. Der Trend ist neu und kommt wieder einmal aus den USA. So werden Schamlippen vergrößert oder verkleinert und übermäßige

Fettansammlungen im Schamhügelbereich können abgesaugt werden (s. a. Fettabsaugung). Das »beste Stück« des Mannes kann nach Wunsch verlängert oder verdickt werden. Penisverdickungen sind allerdings nicht von Dauer, da sich das Fett, das aus Bauch oder Hüfte unter die Penishaut injiziert wird, bis zu 80 Prozent rasch wieder abbaut. Umstritten ist auch die Penisverlängerung, da sich der Erektionswinkel verändern kann und Geschlechtsverkehr erschwert wird. (Kosten: 2.000 bis 6.000 Euro)

Wadenimplantate. Dünne, wenig muskulöse Waden können, ähnlich wie bei der Brust, durch Silikonimplantate vergrößert werden. Übrigens ist dies ein typisch männlicher Korrekturwunsch. (Kosten: 2.500 bis 4.000 Euro)

Po-Implantate. Auch hier werden Silikonimplantate verwendet. (Kosten: 3.000 bis 5.000 Euro)

DIE BOTOX-HYSTERIE

Mögen Sie Arsen im Tee oder einen Knollenblätterpilz zum Abendessen? Nein? Warum wollen Sie sich dann Gift zwischen die Augenbrauen spritzen lassen? Denn um nichts anderes handelt es sich bei Botulinumtoxin A, kurz Botox genannt, die giftigste derzeit bekannte Einzelsubstanz, die Nerven und Muskulatur lähmt. Erzeugt wird sie vom Botulinus-Bakterium, das in verdorbener Nahrung vorkommt. Der deutsche Arzt Dr. Justinus Kerner befasste sich 1817 ausführlich mit den Auswirkungen des Botulismus, schon im römischen Reich als Lebensmittelvergiftung bekannt.

Giftig für den Menschen ist nicht das Bakterium selbst, sondern ein von ihm ausgeschiedenes Gift, das Botulinumtoxin. Bereits die winzige Menge von 0,1 Mikrogramm (0,1 Millionstel Gramm) des reinen Giftes kann für einen Menschen tödlich sein. Das Gift wirkt lähmend auf das Nervensystem und verhindert die Signalübertragung zwischen einzelnen Nervenzellen sowie zwischen Nerven- und Muskelzellen. Ein Gramm Botox würde genügen, um die Bewohner einer Großstadt auszulöschen. Deshalb war das Nervengift schon lange in der Waffenindustrie im Einsatz, bevor sich die Medizin seiner annahm. Botulinum gehört wie der Milzbrand-Erreger ins offizielle Bio-Waffenarsenal.

In den 1980er Jahren entdeckte ein Augenarzt in San Francisco Botox als Mittel gegen den so genannten Lidtic, also das unwillkürliche Lidzucken. Allerdings wird das Gift in extremer Verdünnung angewendet. In Deutschland ist Botox A ausschließlich für medizinische Indikationen zugelassen:

Zur Behandlung bei übermäßigem Schwitzen, bei Krämpfen und spastischen Muskelerkrankungen bei Kindern und Erwachsenen, bei Bewegungsstörungen (Dystonien), bei Schielen und Lidkrämpfen. Als kosmetisches Mittel angewandt, ist für Botox in Deutschland keine Zulassung notwendig. Und da Ärzte, Kosmetikerinnen, Friseure und die Pharmaindustrie an diesem boomenden Geschäft beteiligt sind, wird gespritzt, was das Zeug hält.

Da die Wirkung von Botox nur temporär ist (zwischen neun und sechs Monaten), vermehrt sich natürlich die Aussicht auf ein lukratives Geschäft um ein Vielfaches. Die meisten Patienten kommen wieder und legen gerne 300 bis 400 Euro pro Sitzung auf den Tisch.

Dabei sollte jeder wissen, dass das Spritzen von Botox in einer rechtlichen Grauzone und auf eigenes Risiko geschieht. Schadensersatzansprüche laufen hier in der Regel ins Leere. Aber die sind auch nicht zu befürchten, denn es gibt keine Nebenwirkungen.

Wirklich nicht? Bei der Injektion kann ein falscher Muskelstrang getroffen werden, so dass ein Augenlid vielleicht etwas schief hängt – so die Erfahrung von Cliff Richard, wie Sie lesen konnten. Da sich die Wirkung jedoch nach ein paar Monaten verflüchtigt, werden solche Gefahren kleingeredet. Über eine Langzeitwirkung weiß man nichts Genaues, denn im Kosmetikbereich wird Botox erst seit rund zehn Jahren angewendet. Dass das Gift ins Rückenmark wandert, ist bekannt, nicht aber, was es dort anrichtet.

Bis derartige Gefahren erforscht und spruchreif sind und Botox für kosmetische Verfahren eventuell auf den Verbotsindex gesetzt wird, dürften die Konten von Pharmaindustrie und Ärzteschaft gut gepolstert sein.

Wie viele Injektionen beispielsweise in Deutschland verabreicht werden, weiß niemand genau. Für Dr. Bruck, Sekretär der Vereinigung der Deutschen Ästhetisch-Plastischen Chirurgen (VDÄPC), sind es jedoch eindeutig zu viele: »Das ist ja geradezu eine Volkssucht geworden. In manchen Gesellschaftsschichten hat das eine Verbreitung wie in den 20er Jahren das Koksen. Das wird kritiklos angewendet. Aber die Leute vergessen dabei völlig, dass sie damit ihre Mimik zerstören. Dass der Gesichtsausdruck, der Charme, der Sexappeal durch so eine Maßnahme normiert wird. Das sieht nur gut aus, wenn man in den Spiegel schaut, aber in dem Moment wo man lachen möchte, wo man Vitalität, Anziehungskraft und Lebensfreude transportieren möchte, wird das beeinträchtigt.«

Wer übrigens ins Fitnessstudio geht, kann seiner Trainerin oder seinem Trainer nichts vormachen. Leugnen zwecklos. Spätestens wenn Sie ins Schwitzen kommen, wird die Manipulation erkennbar. Ihr Gesicht, das bei der Anstrengung natürlich auch schwitzt, wird rot und von einem leichten Schweißfilm überzogen. Nicht aber die Partie, die mit Botox behandelt wurde. Die bleibt trocken, glatt und hell.

Tausende Tiere sterben im Namen der Schönheit

Und noch etwas sollten all jene bedenken, die so hemmungslos Botox konsumieren: Um die richtige Verdünnung dieses gefährlichen Nervengiftes zu finden, muss jede Produktionseinheit auf Konsistenz und Intensität geprüft werden, ein Verfahren, das die Toxikologen »standardisieren« nennen. Da es laut Bundesinstitut für Arzneimittelprodukte noch keine Alternativmethode gibt, wird das im Tierversuch an Mäusen geprüft. »Das Gift wird den Tieren in die Bauchhöhle gespritzt, das führt zu Muskellähmungen, Sehstörungen und schrecklichen Schmerzen, schließlich sterben sie qualvoll an einem Atemstillstand, ausgelöst durch die Lähmung des Atemmuskels«, klagt Dr. Irmela Ruhdel von der Akademie für Tierschutz in München. Verwendet wird der so genannte LD-Test, bei dem die letale, also die tödliche Dosis ermittelt wird. Dabei sterben 50 Prozent der Tiere. Über einen Zeitraum von bis zu vier Tagen müssen mehrere solcher Prüfungen gemacht werden, um bei diesem starken Gift sicherzugehen, dass die richtige Verdünnung gewählt wurde. Das bedeutet in einem Zeitraum von etwa vier Tagen für ungefähr 100 Mäuse den Tod. Schätzungen zufolge sterben jährlich insgesamt 30 000 Mäuse in Deutschland unter diesen qualvollen Bedingungen. Tod im Namen der Schönheit.

Die Deutsche Stiftung zur Förderung und Erforschung von Alternativmethoden zum Tierversuch unterstützt deshalb tatkräftig alle Versuche, diesem grausamen Treiben ein Ende zu setzen. Viel versprechend ist die Forschungsarbeit des Toxikologen Hans Bigalke von der Universität Hannover. Seine Alternative besteht darin, nur ein einziges Tier auf schmerzlose Weise zu töten und dann der Maus den Atemmuskel zu entnehmen. Das entnommene Organ wird in ein Botoxbad gelegt, um die Muskelreaktion zu prüfen. Die Stiftung unterstützt Bigalkes Versuch, um zumindest die Zahl der getöteten Mäuse einzudämmen. Langfristig ist jedoch das erklärte Ziel, von den Tierversuchen ganz wegzukommen.

RISIKEN UND NEBENWIRKUNGEN

Neben den üblichen Gefahren, die ein operativer Eingriff grundsätzlich birgt – egal ob es sich um eine Fettabsaugung oder eine Blinddarmoperation handelt – kommen bei ästhetischen Operationen noch zahlreiche andere Faktoren hinzu. Zu den allgemeinen Risiken gehören Störungen des Herz-Kreislauf-Systems, Beatmungsprobleme, Beschädigung der Frontzähne bei einer Intubation sowie allergische Reaktionen auf eines der Narkosemittel, da diese nicht nur aus einem Narkotikum, sondern auch aus Schmerz-, Schlafmitteln und muskelentspannenden Präparaten bestehen.

Wegen solcher allergischer Reaktionen ist ein ausführliches Aufklärungsgespräch zwischen Anästhesist und Patient vor der Operation so wichtig. Er muss Ihnen genau sagen, was er Ihnen gibt und Sie fragen, ob Ihnen allergischen Reaktionen bekannt sind.

Werden die Medikamente intravenös gespritzt oder inhalativ über eine Maske aufgenommen? Wird ein Tubus, also ein Beatmungsschlauch, gelegt? Bei kürzeren Eingriffen ist das nicht zwingend erforderlich, da reicht eine so genannte Larynxmaske. Diese Maske wird über den Kehlkopf geschoben und mit einem Luftpolster abgedichtet, das wiederum die Speiseröhre abdichtet. Die Larynxmaske kann mit dem Narkosegerät verbunden werden. Vorteil der Larynxmaske ist, dass Heiserkeit oder Verletzungen, wie sie bei der Intubation manchmal auftreten, nahezu ausgeschlossen sind. Nachteil, sie kann bei länger dauernden Operationen nicht eingesetzt werden, da sie nicht ausreichend vor Aspiration (Einatmen von Erbrochenem) schützt.

Je nachdem, welcher Eingriff geplant ist, stehen drei Narkose-Möglichkeiten zur Verfügung:

1. Die **Lokalanästhesie**, die bei kurzen, oberflächlichen Eingriffen eingesetzt wird.
2. Der **Dämmerschlaf** (Sedoanalgesie) lässt Patienten die Operation im Halbschlaf erleben. Sie bleiben ansprechbar, bekommen aber keine Details mit. Es bedarf keiner künstlicher Beatmung. Selbst große und zeitaufwändige Eingriffe können so gemacht werden. Der Vorteil ist, dass der Arzt Operationsrisiken wie etwa eine Nervendurchtrennung besser kontrollieren kann.
3. In der **Vollnarkose** werden große, umfangreiche Eingriffe wie Brustaufbau, Brustvergrößerung oder -verkleinerung, Nasenkorrekturen oder Bauchdeckenstraffung durchgeführt.
   Auch wenn viele Menschen Angst vor einer Vollnarkose haben, sind die Gefahren vergleichsweise gering. Unverzichtbar ist eine umfassende Aufklärung! Und es versteht sich von selbst, dass während der Operation der Anästhesist anwesend ist.

SPEZIFISCHE RISIKEN BEI KOSMETISCHEN EINGRIFFEN

Je erfahrener Ihr Arzt ist, desto risikoärmer wird sich eine Operation gestalten. Dennoch sollten Sie genau wissen, mit welchen Risiken und Nebenwirkungen Sie unter Umständen bei einem Eingriff rechnen müssen.

Facelifting: Hierbei können Nerven durchtrennt werden, was zu einer Gesichtslähmung führt, die kaum oder gar nicht mehr korrigiert werden kann. Sie haben anschließend ein schiefes Gesicht, als hätten Sie einen Schlaganfall erlitten. Wenn die Haut zu stark gespannt wird, wirkt das Ergebnis maskenhaft.

Abschleifen und Peeling der Haut: Vor allem das Abschleifen der Haut, die Dermabrasion, erfordert vom Chirurgen sehr viel Feingespür. Schleift er zu wenig, bringt der Eingriff nichts. Schleift er zu viel, kommt es zu unschönen Narbenbildungen und Pigmentflecken (vor allem bei dunkelhäutigen Typen). Das Hautpeeling, bei dem die Haut vorwiegend mit Säuren abgetragen wird, kann bei zu langer Einwirkung oder Überdosierung der Mittel hässliche Flecken und Narben hinterlassen.

Lidkorrektur: Beim Unterlidschnitt kann es passieren, dass der Chirurg die Haarwurzeln zerstört, was zur Folge hat, dass die Wimpern nicht mehr wachsen. Außerdem besteht immer die Gefahr der Überkorrektur, die am Oberlid die Schließfunktion des Auges beeinträchtigt. Am Unterlid führt ein Zuviel zu einem Triefauge. Korrekturen sind in dem Bereich schwierig und sollten wirklich nur von absoluten Koryphäen durchgeführt werden.

Rhinoplastik: Bei einer Nasenkorrektur kann der Tränenkanal verletzt werden, was zu chronischem Augentränen führt. Eine Überkorrektur zu weiter Nasenflügel kann die Nasenatmung dauerhaft beeinträchtigen.

Brustvergrößerung: Häufig kommt es zu einem Verrutschen des Implantats. Schätzungsweise zehn Prozent aller Patientinnen entwickeln eine Kapselfibrose, eine schmerzhafte Gewebeverhärtung, weil der Körper das Implantat abstößt. In einem solchen Fall muss meist das Implantat wieder entfernt werden. Manchmal wird auch versucht, die Fibrose zu entfernen.

Brustverkleinerung: Bei mangelnder Durchblutung können die Brustwarzen absterben (Nekrose) und müssen später neu geformt werden.

Wer einen ästhetischen Eingriff in Erwägung zieht, sollte auch wissen, dass nicht alle Operationen für die Ewigkeit gemacht sind. Ein Facelifting beispielsweise hat eine Haltbarkeit von rund 15 Jahren. Sie können sich auch nicht beliebig oft liften lassen. Mehr als zweimal wird kein verantwortungsvoller Chirurg diesen Eingriff durchführen, da ansonsten das Gewebe zu sehr geschädigt wird.

Bei den Brustimplantaten gehen die Meinungen der Fachärzte auseinander. Manche ziehen einen Wechsel nach zehn bis 15 Jahren vor, andere sagen, dass die heutigen modernen Silikonimplantate nicht mehr ausgetauscht werden müssen. Zu bedenken ist allerdings, dass Haut und Gewebe um das Implantat herum dem normalen Alterungsprozess unterworfen sind. Mit anderen Worten: Alles an Ihrem Körper altert, die vergrößerte Brust nicht, was zu einem unharmonischen, artifiziellen Gesamteindruck führen wird. Um diesen Mangel auszugleichen, schlagen manche Ärzte eine Bruststraffung vor.

Implantate für die Waden oder das Gesäß halten ebenfalls rund 15 Jahre und müssen dann wieder erneuert werden.

Ein Bauchdeckenlifting wird in der Regel zehn Jahre halten. Das hängt stark vom Lebenswandel des Patienten ab. Auch hier gilt wie beim Facelifting: Mehr als zweimal kann man diesen Eingriff nicht durchführen.

DER ARZT ALS RISIKO

Das größte Risiko bei einem ästhetischen Eingriff ist jedoch der Arzt selbst. Wenn Sie an einen selbsternannten Schönheitschirurgen geraten, hilft die beste Anästhesie nichts. Statt Sie detailliert aufzuklären, wird er die kosmetische Schönheitsoperation als schnell, schmerzfrei, harmlos und risikolos anpreisen. Doch gerade bei ästhetischen Eingriffen, die ja über keinerlei medizinische Indikation verfügen, müssen Patienten schon von Gesetzes wegen genauestens und umfassend aufgeklärt werden. Dazu hat der Bundesgerichtshof deutlich Stellung bezogen. In einem Urteil vom 6.11.1990 (NJW 1991, Seite 2349 – VersR 1991, Seite 315) heißt es unter anderem:

»Je weniger ein ärztlicher Eingriff medizinisch geboten ist, umso ausführlicher und eindrücklicher ist der Patient, dem dieser Eingriff angeraten wird oder den er selbst wünscht, über dessen Erfolgsaussichten und etwaige schädliche Folgen zu informieren. Das gilt in besonderem Maße für kosmetische Operationen, die nicht, jedenfalls nicht in erster Linie, der Heilung eines körperlichen Leidens dienen, sondern eher einem psychi-

schen und ästhetischen Bedürfnis. Der Patient muss in diesen Fällen darüber unterrichtet werden, welche Verbesserungen er günstigenfalls erwarten kann, und ihm müssen etwaige Risiken deutlich vor Augen gestellt werden, damit er genau abwägen kann, ob er einen etwaigen Misserfolg des ihn immerhin belastenden Eingriffs und darüber hinaus sogar bleibende Entstellungen und gesundheitliche Beeinträchtigungen in Kauf nehmen will, selbst wenn diese auch nur entfernt aus einer Folge des Eingriffs in Betracht kommen.«

Einem Arzt, der Sie zwischen Tür und Angel versucht abzuspeisen, Ihnen Unterlagen in die Hand drückt und Sie zur Unterschrift drängt, ohne dass Sie die Papiere in Ruhe lesen können, kehren Sie am besten sofort den Rücken.

Prof. Dr. Hans-Ulrich Steinau von der Klinik für Plastische Chirurgie und Schwerbrandverletzte der Ruhr-Universität Bochum belegt in seiner »Bochumer Fettabsaugstudie« sehr drastisch, dass es Risiken gibt, über die Sie aufgeklärt werden müssen und die nicht unterschätzt werden dürfen. Im Zeitraum zwischen 1998 bis 2002 stieß er auf 71 Fälle mit schweren Komplikationen, wobei 20 Patienten starben. Zu den Todesursachen gehörten Infektionen von Haut-Fettgewebe, durchgestochene Darm- und Gallenblasen und Lungenembolien. Wer den Eingriff überlebt hatte, dem blieben dauerhafte Lungenschäden, Narbenflächen und ausgedehnte Weichteildefekte.

Ursache für diese Komplikationen, so erklärte Steinau, seien zum Beispiel, dass Faktoren, die normalerweise gegen eine Operation sprechen, hier nicht beachtet wurden. So dürfen stark übergewichtige Patienten nicht operiert werden, genauso wenig jene, die sich einer Hormonbehandlung unterziehen oder bei denen es in der Vergangenheit bereits zu Gefäßschäden gekommen ist.

Mangelnde Hygiene und fehlende postoperative Überwachung führten nach Steinaus Untersuchung ebenfalls zu diesen Komplikationen. Stichwort Hygiene: Es ist nun wirklich kein Geheimnis, dass die Hygiene in vielen deutschen Krankenhäusern zu wünschen übrig lässt. Klaus-Dieter Zastrow, Sprecher der Deutschen Gesellschaft für Krankhaushygiene, wirft den meisten Kliniken einen schlampigen Umgang mit der Hygiene vor. Jährlich kommt es in Deutschland zu 800 000 Infektionen, rund 40 000 Patienten sterben pro Jahr an den Folgen. 30 bis 50 Prozent der Infektionen sind laut Zastrow vermeidbar.

Steinau fordert eine »fachübergreifende Ausbildung und Zertifizierung auch für ästhetische Eingriffe und insbesondere für die Liposuktion.« Denn bei diesem Eingriff, so simpel er in den Händen eines guten Chirurgen sein mag, kann leicht etwas schief gehen. Bei der Fettabsaugung wird ein Medikament gespritzt, das die ohnehin schon schwache Durchblutung in dem betroffenen Fettgewebe noch weiter reduziert. Nach der Operation muss ein Kompressionsmieder getragen werden, um den Bereich abzudrücken. Durch dieses ständige Zusammenpressen, das eine übermäßige Blutung und Schwellung verhindern soll, haben nun Bakterien freie Bahn, da die Reinigung des Blutes und damit der Abtransport von Schadstoffen und Krankheitserregern aller Art stark gedrosselt ist. Das kann ganz leicht zu schweren Infektionen wie zum Beispiel dem Gasbrand führen und tödlich enden.

Da aber die Liposuktion als eine einfache ästhetische Operation gilt, tummeln sich auf diesem Gebiet sehr viele selbst ernannte Schönheitschirurgen. Zahlreiche Ärzte holen sich ihr Wissen in Akademien, die in aller Eile aus dem Boden gestampft wurden. Dort absolvieren sie einen Wochenend-Crashkurs und stürzen sich danach operationswütig auf die Patienten, den Glanz des schnellverdienten Geldes im Auge.

Natürlich ist es nicht nur die Liposuktion, die große Gefahren birgt. Bei jedem Eingriff kann irgendetwas schief gehen. Bei einer Lippenvergrößerung kann zu viel Material eingebracht werden, so dass Sie anschließend aussehen, als seien Sie von einer Wespe gestochen worden. Künstliche Füllstoffe, deren Langzeitwirkung noch nicht erforscht ist, können sich verhärten, entzünden, die Mimik beeinträchtigen, Abstoßreaktionen hervorrufen.

Bei einer Augenlidoperation kann durch Überkorrektur die Schließfunktion des Auges beeinträchtigt werden. Eine Nachkorrektur bedeutet eine Transplantation. Schneidet der Arzt zu tief, wird womöglich der Lidhalteapparat verletzt und Ihre Lider hängen künftig herunter.

Seien Sie kritisch bei der Arztwahl

Angesichts solcher Gefahren sollten Sie deshalb nie aus den Augen verlieren, dass es bei kosmetischen Eingriffen um Geld geht, um viel Geld. Laut *Ärzteblatt* vom 1. April 2005 lag der Jahresumsatz dieses Marktes 2003 schätzungsweise bei einer Milliarde Euro, Tendenz steigend. Dass hier möglichst viele Ärzte ein Stück vom Kuchen haben wollen, ist klar. Denn in Zeiten begrenzter Budgets verspricht die Schönheitsbranche für so manchen Arzt ein sattes finanzielles Polster. Sollten Sie sich also zu einem solchen Schritt entschließen, gehen Sie kritisch an die Sache heran. Holen Sie sich eine zweite, dritte Meinung ein. Stellen Sie Fragen und lassen Sie sich nicht abwiegeln. Es ist nicht einfach, den richtigen Arzt zu finden, zumal es so viele Fachärzte gar nicht gibt. Lassen Sie sich deshalb Zeit und sagen Sie nicht dem Erstbesten zu. Und lassen Sie sich schon gar nicht von irgendwelchen »supergünstigen« Angeboten verführen. Eine kosmetische Operation hat ihren Preis, wie Sie im Kapitel »Operationen von A bis Z« gelesen haben.

Wer sich in den Internet-Foren umschaut, wird Fälle von Patienten finden, bei deren Operation gepfuscht wurde. Wie viele Menschen das wirklich betrifft, ist nicht zu ermitteln. Aus verständlichen Gründen geht niemand gerne damit an die Öffentlichkeit. Die Betroffenen fürchten Häme und Spott und das Unverständnis ihrer Umwelt. Für viele ist ein normales Leben fast unmöglich geworden, weil sie sich nicht mehr an die Öffentlichkeit trauen. Die Folge: Verlust von Sozialkontakten, das Abdriften in die Einsamkeit, im schlimmsten Falle droht Arbeitsverlust.

Es gibt Frauen, die nach solchen Eingriffen derart verzweifelt sind, dass sie an Selbstmord denken, manche ihn sogar durchführen. Eine Studie der amerikanischen Arzneimittelzulassungsbehörde FDA (Food and Drug Administration) fand heraus, dass es unter Frauen mit Brustimplantaten eine hohe Selbstmordrate gibt. Als Hintergrund wird eine niedrige Selbstachtung der Frauen vermutet. Nachdem sich ihr Selbstwertgefühl offenbar auch nach der Operation nicht verbesserte, führten schwere Depressionen schließlich zum Suizid.

Umso unterstützenswerter sind alle Anstrengungen, die von Opfern misslungener Operationen unternommen werden, um wieder ein würdevolles Leben führen zu können. Manche gründen Foren im Internet oder Selbsthilfegruppen. Viele Opfer von Schönheitsoperationen trauen sich erst nachdem sie in einer Selbsthilfegruppe Zuspruch und psychische Unterstützung erfahren haben auch zum Anwalt, um Schadenersatzansprüche oder Schmerzensgeld geltend zu machen. Doch der Weg ist lang, die Ärzte haben Geld und pfiffige Verteidiger, und häufig ist die Beweisführung sehr schwierig. Da werden Gutachten über Gutachten gefordert und Gegengutachten gestellt. Das alles kostet Geld, das die Betroffenen aufbringen müssen. Ohne Rechtsschutzversicherung ist das fast unmöglich. Deshalb hier der Rat an alle, die sich trotz aller Bedenken, Überlegungen und Risiken einer »Schönheitsoperation« unterziehen wollen: Schließen Sie rechtzeitig (mindestens drei Monate) vorher eine Rechtsschutzversicherung ab! Das kann Ihnen bei dem Leid, das Sie womöglich erdulden müssen, im Streitfall zumindest die finanzielle Last nehmen.

Wobei allerdings auch hier eines zu bedenken ist: Sie müssen unterscheiden zwischen einem Behandlungsfehler, im Volksmund Kunstfehler genannt, und einem Operationsergebnis, mit dem Sie nicht zufrieden sind.

Gegen letzteres können Sie nicht klagen. Deshalb ist es wichtig, dass Sie eine solche Operation nicht mit überzogenen Vorstellungen ansteuern. Hier für Klarheit zu sorgen, gehört aber auch zu den Aufgaben des Arztes, der Sie dahingehend aufzuklären hat, was machbar ist und was nicht, was Sie erwarten können und was nicht.

Sehr viele Frauen, mit den ich gesprochen habe, suchen und suchten im Internet nach dem richtigen Arzt. Und da tummeln sich so einige dubiose Gestalten. Lassen Sie sich nicht von wohlklingenden Phantasienamen verführen. Auch Bezeichnungen wie »Schönheitschirurg«, »Kosmetische Chirurgie« oder »Ästhetischer Chirurg« bieten keinerlei Anhaltspunkte, was die notwendigen Qualifikationen betrifft, denn diese Bezeichnungen sind nicht gesetzlich geschützt. Solche Namen sind pure Erfindungen, die sich jeder Arzt an den Kittel heften darf.

Sehr gerne wird für Privatkliniken oder -praxen auch die Zusatzbezeichnung VIP (Very Important Person) hineingeschummelt. Das soll den Kunden suggerieren, dass sich die Prominenz in dieser Klinik die Klinke in die Hand gibt. Legen Sie Zurückhaltung an den Tag, wenn Sie im Fernsehen und in den Printmedien immer wieder auf dieselben Namen stoßen. Ärzte, die ständig in der Öffentlichkeit auftauchen, erbringen damit noch lange keinen Qualitätsbeweis. Sie demonstrieren einzig, dass sie sich gerne im Licht öffentlicher Aufmerksamkeit sonnen. Wie war das noch mit der Inszenierung der eigenen Außenwirkung?

In den Gesprächen, die ich mit Patientinnen geführt habe, ist mir auch aufgefallen, dass sich viele durch TV-Auftritte von Ärzten beeindrucken ließen. Sätze wie »Dann kann der ja nicht so schlecht sein« beweisen einmal mehr die Macht der Medien und damit die Beeinflussbarkeit der Zuschauer. Und einige der Frauen, die sich von derartig werbewirksamen Auftritten blenden ließen, vertrauten ihren Körper den TV-Ärzten an und wurden dermaßen verpfuscht, dass sie heute nicht nur prozessieren, sondern sich – falls überhaupt noch machbar – einer oder sogar mehreren zusätzlichen Operationen unterziehen müssen, um sich überhaupt wieder unter Menschen zu wagen.

Also noch einmal die Warnung: Lassen Sie sich nicht von Phantasienamen oder Fernsehauftritten aufs Glatteis führen! Was zählt ist die Qualifikation des Arztes, nicht die Anzahl seiner Fernsehauftritte.

Ausschlaggebend ist, dass der Operateur den Titel »Facharzt für Plastische Chirurgie« trägt. Eine Ergänzung wurde im Mai 2005 beim Deutschen Ärztetag beschlossen, und somit heißt es künftig »Facharzt für Plastische und Ästhetische Chirurgie«. Das soll potenziellen Kunden künftig die Suche nach den Spezialisten erleichtern.

»Die Begriffe Schönheitschirurg oder Ästhetischer Chirurg sind bislang nicht rechtlich geschützt«, beklagte Prof. Dr. Bull vom St.-Josefs-Hospital in Krefeld. Völlig richtig, was Bull sagt, es steht aber im krassen Widerspruch zur Gesellschaft für Ästhetische Chirurgie Deutschland, deren Präsident er ist. Die GÄCD ist genau jenes Auffangbecken für Ärzte, die Bull kritisiert.

Schauen Sie sich die Website ruhig einmal an (alle Adressen finden Sie im Anhang), da werden Sie Gynäkologen mit superschicken Kliniken finden, die ein Schwindel erregendes Leistungsspektrum anbieten. Von der Ohren- und Nasenkorrektur über Haartransplantation, Brustvergrößerung und Facelifting bis zur umstrittenen Fett-Weg-Spritze wird alles angeboten. Auch Allgemeinmediziner, Dermatologen und Augenärzte sind Mitglieder bei der GÄCD und ködern mit »Schönheitsoperationen« aller Couleur. Manche Ärzte stellen ihre – meist unvollständige – Vita ins Netz, viele äußern sich – noch schlimmer – überhaupt nicht zu ihrem Werdegang und ihrer Qualifikation.

Sollten Sie an einen der Ärzte dieser Gesellschaft geraten, der tatsächlich fachlich qualifiziert ist, wird er Ihre Fragen nicht fürchten, sondern sie frank und frei beantworten. Von allen anderen sollten Sie die Finger lassen. Sie müssen immer bedenken, dass Sie einen Eingriff an Ihrem völlig gesunden Körper vornehmen lassen wollen. Und diesen Eingriff sollte nur jemand durchführen, der wirklich kompetent ist.

Deshalb ist die fundierte Ausbildung das A und O. Und die haben nur Fachärzte für Plastische Chirurgie. Hinzu kommen noch einige Ärzte anderer Fachrichtungen. HNO-Ärzte können sich nach ihrer fünfjährigen Grundausbildung chirurgisch weiterbilden, indem sie eine dreijährige Zusatzausbildung in spezieller HNO-Chirurgie absolvieren. Gleiches gilt für Haut- und Zahnärzte, die ebenfalls eine chirurgische Zusatzausbildung absolvieren können. Solche Ärzte werden Sie sehr häufig bei der GÄCD finden. Sie verfügen über gewisse chirurgische Fähigkeiten, sind jedoch nicht so umfassend ausgebildet wie die Plastischen Chirurgen.

Bis ein Arzt seinen Facharzt in Plastischer Chirurgie hat, ist eine sechsjährige Ausbildung nach dem medizinischen Grundstudium notwendig. Während dieser Zeit assistieren die Ärzte bei tausenden von Operationen und führen 500 und mehr Operationen selbstständig unter Aufsicht durch. Nach diesen sechs Jahren legt der Arzt oder die Ärztin eine Prüfung bei der Ärztekammer ab.

Die Ausbildung umfasst eine gründliche medizinische und chirurgische

Schulung in Intensivmedizin, Mikrochirurgie, Laserchirurgie und Endoskopie. Das heißt, der Arzt verfügt nach dieser Zeit schon über eine beträchtliche operative Erfahrung. Doch nicht nur das. Angehende Plastische Chirurgen müssen während ihrer Ausbildung auch an Sprechstunden praktizierender Kollegen teilnehmen, um sich psychologisch zu schulen. Auf diese Weise entwickeln sie ein Gespür dafür, welche Patienten man operieren kann und von welchen man besser die Finger lassen sollte. Denn psychologisches Feingefühl gehört dazu, wenn man den Fall eines Patienten beurteilen will. Liegt beispielsweise der so häufig bemühte Leidensdruck wirklich vor oder ist das nur eine vorgeschobene Argumentation? Ein guter Arzt muss außerdem in der Lage sein, einer Patientin eine OP auszuschlagen, weil sie nicht die richtigen Voraussetzungen mitbringt. So wird in vielen Fällen erst einmal eine Diät und Sport empfohlen, bevor eine Operation in Betracht kommt. Denn selbstverständlich ist eine Fettabsaugung keine Methode zum Abnehmen!

Doch auch wenn sich ein Arzt nun Plastischer Chirurg nennen darf, heißt das noch lange nicht, dass er sämtliche kosmetischen Operationen beherrscht, schließlich sind Ärzte keine Universalgenies. Kein Chirurg dieser Welt kann von der Lidstraffung bis zum Bodylifting alles leisten, und das auch noch in ausgezeichneter Qualität. Deshalb spezialisieren sich verantwortungsbewusste Ärzte auch auf ein einziges Fachgebiet.

Mein Rat: Lassen Sie die Finger von solchen Medizinern, die in fremden Fachbereichen wildern. Auch ein chirurgisch ausgebildeter HNO-Arzt ist kein kompetenter Ansprechpartner für Brustvergrößerungen. Das ist medizinisch und ethisch eher fragwürdig.

Wer mit der Idee einer Operation liebäugelt, sollte seinem Körper und seiner Gesundheit zuliebe unbedingt auf Nummer Sicher gehen. Suchen Sie sich einen Arzt, der in einem der folgenden Verbände Mitglied ist:

1. DGÄPC – Deutsche Gesellschaft für Ästhetisch-Plastische Chirurgie;
2. VDPC – Vereinigung der Deutschen Plastischen Chirurgen;
3. VDÄPC – Vereinigung der Deutschen Ästhetisch-Plastischen Chirurgen. Wobei der VDÄPC ein Unterverband der VDPC ist. Wer Mitglied in dem einen Verband ist, ist es automatisch auch im anderen.

Die DGÄPC ist der älteste einschlägige Fachverband Deutschlands (gegründet 1972), eine kleine, elitäre Vereinigung, wie ihr Präsident Dr. Kleinen betont. Dort kann man nicht einfach Mitglied werden, sondern wird, entsprechend seiner fachlichen Kompetenz, zum Mitglied berufen.

In Österreich ist die Österreichische Gesellschaft für Plastische, Ästhetische und rekonstruktive Chirurgie die offizielle standespolitische Vertretung für Fachärzte. Alle dort vertretenen ordentlichen Mitglieder haben eine spezielle Ausbildung erfolgreich abgeschlossen.

In der Schweiz ist die SGPRAC, die Schweizerische Gesellschaft für Plastische, Rekonstruktive und Ästhetische Chirurgie die entsprechende Fachgesellschaft.

Den ersten Kontakt werden Sie vermutlich telefonisch herstellen. Schon da wird sich zeigen, ob Ihr Gesprächspartner etwas taugt. Lassen Sie sich nicht von nebulösen Antworten wie »Ich bin seit vielen Jahren in der Schönheitschirurgie tätig« einlullen. Das ist viel zu unkonkret und sagt schlicht nichts über den Werdegang und die Ausbildung aus. Qualifizierte Ärzte geben bereitwillig Auskunft über ihre Ausbildung zum Plastischen Chirurgen, sagen Ihnen, wie viele Operationen (trauen Sie aber auch dieser Zahl nicht unbedingt, sie kann schlicht erfunden sein) sie hinter sich haben und auf welchem Gebiet sie spezialisiert sind.

Haben Sie sich nun für einen Arzt entschieden und soll es zu einem Gespräch kommen, stellen Sie vorher die folgende Liste zusammen und nehmen Sie sie mit zu Ihrem Termin. Jeder seriöse Arzt wird Ihr Anliegen verstehen und entsprechende Punkte dieser Liste gemeinsam mit Ihnen abarbeiten.

Checkliste

1. Fragen Sie noch einmal konkret nach der Qualifikation des Arztes, nach seiner Aus- und Fortbildung, nach seiner Erfahrung.
2. In vielen Sprechzimmern der Ärzte wimmelt es vom Boden bis zur Decke von beeindruckenden gerahmten Urkunden. Schönes Blendwerk, aber nicht unbedingt ein Beweis für Qualität. Schauen Sie sich die Urkunden genauer an. Vielleicht erkennen Sie ganz schnell, dass es sich dabei um die Teilnahme an Kongressen, Symposien und anderen Veranstaltungen handelt. Also nichts, was die fachliche Kompetenz Ihres Gegenübers wirklich belegt.
3. Schauen Sie sich auch die Klinik oder Praxis genau an. Wie ist sie ausgestattet, wie sind die hygienischen Verhältnisse? Wenn Sie sich schon in der Toilette ekeln, wie sieht dann wohl der Rest aus?
4. Sehr wichtig: Wer ist Ihr Gesprächspartner? Lassen Sie sich nicht auf ein Gespräch mit einem anderen als Ihrem zukünftigen Operateur ein. Ein Klinikmanager oder wie immer er sich auch nennen mag ist für Sie nicht

relevant. Schließlich führt er ja nicht den Eingriff durch.

5. Das Gespräch muss ausführlich sein, der Arzt muss sich genügend Zeit nehmen, Ihnen zuhören und sich Ihre Wünsche und Probleme genau schildern lassen.
6. Jedem Gespräch folgt eine körperliche Untersuchung, anhand derer der Arzt Ihnen das Operationsverfahren erklärt, genau schildert, was er zu tun gedenkt. Eventuell schlägt er Ihnen auch Alternativen vor. Er muss Sie über Risiken aufklären, welcher Art die Narkose sein wird, ob Sie stationär oder ambulant behandelt werden, ob Sie einen Regenerationsurlaub benötigen.
7. Die Untersuchung wird fotodokumentarisch belegt, um den Zustand vor und nach der Operation festzuhalten.
8. Lassen Sie sich Fotos von bereits operierten Patienten zeigen. Der Bundestag hat zwar inzwischen die Werbung mit so genannten Vorher-Nachher-Fotos wegen Irreführung untersagt. Das ist sicherlich richtig, denn in unserem digitalen Zeitalter kann jedes Foto wunschgemäß manipuliert werden. Im Patientengespräch dürfen diese Fotos jedoch gezeigt werden. Und es spricht nichts dagegen, wenn solche Fotos zu Informationszwecken vorgelegt werden. Ein seriöser Arzt wird von sich aus solche Fotos anbieten, um zu demonstrieren, wie das Ergebnis einer Operation ausschauen könnte. Die Betonung liegt auf »könnte«. Denn jeder Körper ist anders und wird auch nach einem Eingriff nicht genauso aussehen wie auf den gezeigten Fotos.
9. Sie haben die Möglichkeit, den Arzt um ein Gespräch mit einem Referenzpatienten zu bitten. Ist er seriös, wird er sich bemühen, ein solches Gespräch mit einem Patienten zu ermöglichen (dabei muss er allerdings den Datenschutz beachten).
10. Es wird fast immer ein zweites Beratungsgespräch geben, bis zu dem Sie sich zu Hause in aller Ruhe überlegen können, ob Sie sich operieren lassen. Während dieser Zeit können Sie die Unterlagen durchlesen, die Ihnen der Arzt selbstverständlich mitgegeben hat.
11. Holen Sie sich auf jeden Fall eine zweite, wenn Sie das Gefühl haben, dass es notwendig ist, auch eine dritte Meinung ein. Je mehr Informationen Sie sammeln, desto besser.
12. Lassen Sie sich weder zu einem Operationstermin drängen, noch dazu, irgendwelche Unterlagen zwischen Tür und Angel zu unterschreiben.
13. Lassen Sie sich einen detaillierten Kostenvoranschlag aushändigen, den Sie in Ruhe zu Hause überprüfen können.
14. Manchmal fällt für das erste Beratungsgespräch ein Honorar an. Kommt es zu einer Operation, wird die Gebühr selbstverständlich vom Behandlungshonorar abgezogen.
15. Grundsätzlich sind Schönheitsoperationen nach der Gebührenordnung

für Ärzte (GOÄ) abzurechnen, die bei privatärztlichen Eingriffen zwingend vorgeschrieben ist. Lassen Sie sich daher nicht auf irgendwelche Pauschalrechnungen ein, aus denen die Gebührenziffern der GOÄ nicht ersichtlich sind (z.B. »Botoxspritze: 500 Euro«). Im Übrigen muss bei einem Steigerungssatz, der über das übliche hinausgeht – also über dem 3,5-fachen liegt –, eine Honorarvereinbarung mit Ihnen abgeschlossen werden, die strengen Formvorschriften unterliegt. Wenn Ihnen hier etwas nicht geheuer vorkommt, können Sie sich im Zweifelsfall an die Ärztekammer wenden, in deren Bezirk der Chirurg seinen Sitz hat. Ein seriöser Arzt wird das nicht fürchten, denn seine Honorarvereinbarungen werden mit Sicherheit den Bestimmungen der GOÄ genügen. Auch die Form der Rechnungsstellung ist also ein wichtiger Anhaltspunkt für die mangelnde oder vorhandene Seriosität des von Ihnen ausgesuchten Chirurgen.

16. Noch ein Rat zum Schluss: Gehen Sie nicht allein zu den Gesprächen, so dass Sie im schlimmsten Fall immer einen Zeugen haben.

HAT DER ARZT IHNEN WIRKLICH ALLES GESAGT?

Zum Beispiel, dass ...

... bei einer Brustoperation mit großer Wahrscheinlichkeit die Sensibilität der Brustwarze verloren geht und so das erotische Empfinden zerstört wird?

... Sie gerade nach einer Brustvergrößerung mit Depressionen rechnen müssen, wenn das Ergebnis nicht Ihren Vorstellungen entspricht?

... Brustimplantate die Krebsfrüherkennung erschweren? Eine Studie am Brustzentrum in Van Nys in Kalifornien hat gezeigt, dass bei 20 Patientinnen mit Implantat der Krebs nicht rechtzeitig entdeckt wurde. Bei 13 Frauen hatte der Tumor bereits die Lymphknoten befallen.

... Schmerzmittel wie ASS oder Johanniskraut-Tabletten vor der Operation abgesetzt werden müssen, weil sie die Blutgerinnung verzögern?

... vor einer Operation eine Mammographie gemacht werden muss?

... das Nervengift Botox möglicherweise zur Faltenbildung an anderer Stelle führt? Botox legt bestimmte Muskeln lahm. Deshalb verlagert sich unser Mienenspiel auf andere, nahe gelegene Muskeln. Die Gefahr ist besonders im Augenbereich sehr groß.

... der Einsatz von kollagenhaltigen Substanzen allergische Reaktionen hervorrufen kann? Um herauszufinden, ob Sie allergisch sind, sollten Sie einen Monat vor der Behandlung einen Allergietest machen.

... starke Raucher auf ein Facelifting verzichten sollten? Es können nach einer Operation Durchblutungsstörungen auftreten, die das teilweise Absterben der Haut und auffällige Narben zur Folge haben.

... es kein einziges injizierbares Anti-Faltenmittel gibt, das keine allergisch bedingten Granulome verursachen kann? Das ist eine entzündungsbedingte, knötchenartige Gewebeneubildung.

... für den Erfolg einer Nasenoperation die Dicke der Haut entscheidend ist? Je dünner die Haut, desto schneller passt sie sich der neuen Nasenform an. Im Übrigen kann es über ein Jahr dauern, bis das Endergebnis zu sehen ist.

ZUR OPERATION INS AUSLAND?

Ob Südafrika, Thailand, Polen, Ungarn oder Tschechien – im Internet wimmelt es von Lockangeboten. Ästhetische Operationen sollen mit einer kleinen Urlaubsreise verbunden werden. Hier kann ich nur zu noch größerer Skepsis und Vorsicht raten, als Sie schon hier in Deutschland walten lassen sollten. Grundsätzlich ist es natürlich verführerisch, sich im Ausland operieren zu lassen, da die Preise aufgrund der geringeren Personalkosten niedriger sind. Häufig wird jedoch mit veralteten Geräten gearbeitet, die Hygiene lässt zu wünschen übrig, bei Brustvergrößerungen verwenden die Ärzte oft bedenkliche Materialien.

Das Problem ist, dass Sie im Vorfeld die Örtlichkeit der Klink/Praxis nicht überprüfen können. Kontrolluntersuchungen oder gar Nachbesserungen müssen mit einer zweiten Reise erkauft werden. Und bei einem Ärztepfusch ist es noch schwieriger als in Deutschland, Schadenersatz zu bekommen, vor allem wenn es sich um ein Nicht-EU-Land handelt.

Besonders hüten sollten Sie sich vor den Vermittlern solcher OP-Reisen. Dahinter steckt nichts anderes als Geldschneiderei. Unter der Internetadresse www.cz-wellmed.de wirbt eine Dame namens Sabine Wahl als Repräsentantin für OP-Reisen nach Tschechien und berechnet dafür eine Vermittlungsgebühr von stolzen 125 Euro. Falls die OP aus irgendwelchen Gründen nicht zustande kommt, ist das Geld natürlich futsch.

Dann gibt es noch die Seite von bodyconture.com, die Schönheitsreisen nach Ungarn anbietet. Unter der Rubrik Kosten listet bodyconture eine Bearbeitungsgebühr von 40 Euro für den Abschluss eines Vermittlungsauftrages auf und ein Konsultationsgebühr von 50 Euro für die fachärztliche Voruntersuchung. Macht summa summarum 90 Euro.

In den Allgemeinen Geschäftsbedingungen (AGB) sehen die Zahlen plötzlich etwas anders aus: »... Bezahlung der pauschalen Vermittlungsgebühr (Bearbeitungs- und Voruntersuchungs-/Konsultationsgebühren) von 110 Euro.« Das sind wie durch Zauberhand 20 Euro mehr. Diese Beispiele aus dem Internet ließen sich noch weiterführen und zeigen, dass es völlig überflüssig ist, sich einer Vermittlungsagentur anzuvertrauen, da es hier nur ums Abkassieren geht.

Suchen Sie deshalb lieber selbst nach einem Plastischen Chirurgen, wenn es denn unbedingt eine Operation im Ausland sein muss. Zweifellos gibt es auch im Ausland kompetente Plastische Chirurgen, bei denen kostet dann aber eine Operation vergleichsweise nicht sehr viel weniger als in Deutschland, wie die Deutsche Gesellschaft für Ästhetisch-Plastische Chirurgie (DGÄPC) auf ihrer Website in ihren »6 Goldene Regeln für Beauty-OPs im Ausland« auflistet. Die sollten Sie sich unbedingt anschauen, bevor Sie den Gedanken an eine Urlaubs-Operation weiter verfolgen. (Adresse im Anhang).

Noch ein Wort zur Finanzierung Ihres geplanten Eingriffs. Eine große Zahl der Ärzte, die ihre Dienste im Internet anbieten, unterbreiten inzwischen auch gleichzeitig ein Finanzierungsangebot. Das nennt sich dann Schönheitskredit oder Beautydarlehen. Diese Finanzierung geht entweder über eine Bank oder einen Kreditvermittler. Lassen Sie auch hier größte Vorsicht walten. Häufig arbeiten Ärzte Hand in Hand mit den Banken und Maklern und kassieren dafür eine Provision. Es gibt auch Kreditvermittler, die die komplette Abwicklung ästhetischer Operationen anbieten. Lassen Sie sich darauf nicht ein, denn dadurch haben Sie keinerlei Eingriffsmöglichkeiten mehr. Falls Sie für Ihre Operation einen Kredit benötigen, fragen Sie Ihre Hausbank. Sie müssen dem Banker ja nicht sagen, wofür das Geld ist, falls Ihnen das unangenehm ist. Denn seriöse Banken gewähren Ihnen – Bonität natürlich vorausgesetzt – für die hier in Frage kommenden Summen ein Darlehen, ohne nach dem Verwendungszweck zu fragen.

Erfahrungsberichte

»Mein Körper war vorher nicht perfekt und ist es hinterher auch nicht. Aber er sieht ästhetischer und harmonischer aus.«

Hanna, 35, Tänzerin, verheiratet

»Tja, warum ich mich habe operieren lassen? Eigentlich, weil ich gesehen habe, was man mit solchen Sachen erreichen kann. Zwar spielt bei meinem Beruf die Optik eine sehr große Rolle, aber ich würde nicht sagen, dass ich das aus beruflichen Gründen gemacht habe, das war für mich nicht der ausschlaggebende Punkt. Für mich war das eigene Wohlbefinden wichtig. Der Wunsch, etwas zu verändern. Im Prinzip war an meiner Figur nichts auszusetzen, zumindest nicht an den Bereichen, die man mit sportlicher Betätigung in den Griff bekommt. Aber es gibt Problemzonen, denen man mit dem intensivsten Training und dem besten Aufbau nicht beikommt. Manches ist genetisch angelegt und da kann man auch mit Diät und Sport nichts ändern. Deshalb habe ich zum Beispiel eine Fettabsaugung machen lassen. An den Oberschenkeln außen, Bauch, Hüfte und Knien innen. Wobei der Arzt den Bauch erst gar nicht machen wollte, weil er Bedenken hatte, ob er so gleichmäßig und glatt wird wie vorher. Das war natürlich schon ein Punkt, der mich nachdenklich machte. Denn geht es schief, wäre das für mich als Tänzerin natürlich ein Problem. Ich habe mich trotzdem dafür entschieden und es ist sehr gut geworden.

Früher war ich negativ eingestellt gegenüber allem, was mit Schönheitsoperationen zu tun hatte. Ich war der Meinung, das sei unnatürlich, wofür braucht man das, die üblichen Argumente, die man so hört. Ich fing an umzudenken, als ich ungefähr zwölf Kilo abnahm. Und nach dieser langen Abnehmphase, das ging über ein Dreivierteljahr, war ich sehr zufrieden, hatte eine Superfigur und alles war prima. Das einzige was mich permanent gestört hat, war, dass man auf jedem Foto mein Doppelkinn sah. Da man das ja nicht mit Abnehmen oder Sport in den Griff bekommt, habe ich mich dann erkundigt, wie das ist, wenn ich mir an der Stelle Fett absaugen lasse. Der Arzt hat mich beraten und mir auch gesagt, im schlimmsten Falle passiere gar nichts, das heißt, der Effekt ist gleich Null. Ich habe es trotzdem machen lassen und es ist prima geworden. Beim letzten Kontrolltermin sprach mich der Arzt an und sagte, dass das, was er wirklich gerne bei mir machen würde, eine Brustvergrößerung sei. Ich solle mir doch mal überlegen, ob das für mich in Frage käme. Ich habe sehr kleine Brüste und das, was ich hatte, das hing eigentlich schon. Ich war aber beim Thema Brustvergrößerungen völlig negativ eingestellt und mein Mann auch. Aber der Arzt hat mich so beraten, dass ich zum ersten Mal darüber nachgedacht habe. Eineinhalb Jahre später habe ich mir die Brüste vergrößern lassen. Ich habe über jede OP sehr lange nachgedacht und es mir wirklich immer gut überlegt. Und ich muss sagen, die Brustoperation war mein größter Schritt. Denn die hat mein Lebensgefühl ganz erheblich verbessert.

Zwei Jahre später hatte ich dann die Fettabsaugung. Wie das eben so ist, da ist man mit einem Körperteil zufrieden, und da fallen einem am anderen Körperteil andere Dinge auf. Und ein weiteres Jahr später kam noch die Nasenkorrektur. Das waren aber alles Dinge, unter denen ich nicht wirklich gelitten habe. Es geht mir hinterher jetzt zwar noch besser als vorher. Aber wirklich gelitten habe ich eigentlich nur unter meinem Busen. Da war ich kreuzunglücklich und deshalb war das auch die größte Veränderung. Obwohl ich das eigentlich erst gar nicht vorhatte, spukte mir der Gedanke schon immer im Hinterkopf herum. Aber mein Mann war strikt dagegen und ich wollte ja auch nicht, dass das künstlich aussieht. Von Fotos kennt man ja zur Genüge diese Negativbeispiele. Insofern hatten wir beide ziemliche Vorbehalte. Und, ehrlich gesagt, fand ich es von dem Arzt eigentlich ein bisschen frech, dieses Thema überhaupt anzusprechen. Erst als ich gemerkt habe, dass er das nicht macht, um mir irgendetwas zu verkaufen, sondern weil er das Gefühl hat, dass mir das viel bringen würde, fing ich an, positiver an die Sache heranzugehen. Mein Mann war damals bei diesem Gespräch dabei und wir haben beide gesagt, wenn wir das Geld hätten, würde ich das sofort machen lassen. Der Arzt hat das einfach in so einer einfühlsamen Weise gemacht und uns zum ersten Mal sehr detaillierte Informationen zu diesem Thema geliefert. Heute bin ich sehr glücklich darüber, dass ich mich zu diesem Schritt entschlossen habe. Manchmal denke ich nur, ich hätte das früher schon machen sollen, vielleicht mit 22. Dann hätte ich mich nicht so lange mit Minderwertigkeitskomplexen herumgeschlagen. Ich habe die Operationen nie bereut. Nein, das muss ich ehrlich sagen. Jede Operation ist natürlich anders und man muss sich vorher schon sehr genau überlegen, ob man das alles in Kauf nehmen will. Wenn ich zum Beispiel die Fettabsaugungen, die Nasenkorrektur und die Brustvergrößerung vergleiche, ist die Brustvergrößerung mit Abstand die schmerzhafteste. Nach den anderen war ich recht schnell wieder fit, aber die Brust-OP war sehr schmerzhaft und es hat am längsten gedauert, bis alles so war wie vorher. Wichtig ist, dass man sich vorher ganz genau überlegt, ob man diesen Schritt wirklich will, mit allen Konsequenzen. Man muss sich auch darüber im Klaren sein, dass das Ergebnis nicht perfekt sein wird. Aber gerade darum geht es ja nicht. Mein Körper war vorher nicht perfekt und ist es hinterher auch nicht. Aber er sieht ästhetischer und harmonischer aus. Ich habe zum Beispiel zwei unterschiedlich große Brüste, dieser Unterschied ist auch nach der Operation noch da. So wie ich bin, bin ich jetzt sehr zufrieden. Aber vielleicht lasse ich mich irgendwann einmal in 20 Jahren liften. Ich bin diesem Thema gegenüber jetzt sehr viel aufgeschlossener. Von meinen Operationen weiß außer meinem Mann und einer sehr engen Freundin niemand. Ich hatte bei der Brustvergrößerung schlechte Erfahrungen gemacht. Davon hatte ich nämlich erzählt und das hat sofort die Runde gemacht. Das Problem bei einer Brustvergrößerung ist ja, dass man die nicht so ohne weiteres verheimlichen kann. Wie soll man zwei Cup-Größen mehr erklären? Bei einer Fettabsaugung kann ich immer eine Diät vorschieben. Und die Nase, also ganz ehrlich, das fällt niemandem auf, so genau schauen die Leute einen auch nicht an. Es ist ja nicht so, als hätte sich mein Gesicht verändert. Es ist nur etwas harmonischer, etwas weicher. Die Leute sagen höchstens mal ›Du siehst aber erholt aus‹. Mein Mann findet die Ergebnisse aller OPs außerordentlich gut. Er hat mich auch während der ganzen Zeit ganz toll unterstützt, mich seelisch aufgebaut. Denn das ist nach einer Operation sehr wichtig, wenn es einem hin und wieder nicht so gut geht.

Sogar mein Mann hat schon mal über einen Eingriff nachgedacht, weil er einen leichten Ansatz zum Doppelkinn hat. Wir haben schon gescherzt, dass wir uns zu gegebener Zeit gegenseitig ein Facelifting schenken. Dadurch, dass ich mich operieren ließ und positiv verändert habe, hat er natürlich jetzt auch eine andere Sichtweise zu diesem Thema. Es ist natürlich alles immer eine Frage der Finanzen, aber insgesamt ist er nicht abgeneigt.«

Hanna hat Glück gehabt. Die Aufklärung war, zumindest ihrer Erzählung nach, sehr ausführlich und ihre Operationen scheinen auch gut verlaufen zu sein. Sie hat sich alles lange und gründlich überlegt. Und trotzdem bleibt ein fader Beigeschmack und es drängt sich der Verdacht auf, dass der Arzt ein sehr geschicktes Verkaufsgespräch inszenierte und die Patientin »ganz einfühlsam« auf einen Weg führte, den sie vorher gar nicht gehen wollte. Die Brustvergrößerung spukte ihr angeblich schon immer im Kopf herum. Doch es war der Arzt, der sie dazu brachte, sich das zu überlegen. Sie hat auch gesagt, dass sie das ursprünglich »frech« fand, dass er sie darauf angesprochen hat. Auch hat sie noch eineinhalb Jahre ins Land ziehen lassen, bevor sie sich zur OP entschloss. Und dennoch hat sie sich zu diesem Eingriff entschieden, der, wie sie sagt, der schwierigste und schmerzhafteste war. Der Arzt hat in seiner Patientin Wünsche geweckt, und das ist nicht seine Aufgabe, das verstößt gegen den hippokratischen Eid. Denn ob sich

Hanna ohne Einmischung des Arztes einer Brustvergrößerung unterzogen hätte, bleibt fraglich.

GESPRÄCH MIT DR. ROLF KLEINEN

Dr. Rolf Kleinen ist Facharzt für Plastische Chirurgie in Freiburg und Präsident der Deutschen Gesellschaft für Ästhetisch-Plastische Chirurgie (DGÄPC), dem ältesten Fachverband in Deutschland.

Gibt es häufig Patienten, die ein zweites oder drittes Mal zu Ihnen kommen?

Das kommt durchaus vor. Wenn eine Frau eine gute Erfahrung gemacht hat, sehr zufrieden ist, beispielsweise mit einer Brustvergrößerung oder -verkleinerung, dann ist sie natürlich viel eher bereit, noch einmal etwas anderes machen zu lassen. Ich bin allerdings als Arzt dann schon hellhörig, wenn jemand eine zweite oder dritte OP will. Man muss zwar nicht gleich an Operationssucht denken. Aber nachforschen, warum diejenige sich noch einmal operieren lassen möchte, schadet nicht.

Hat sich Ihre Klientel in den letzten fünf bis zehn Jahren verändert?

Ja, sie hat sich verändert. Erstens hat die Zahl der Männer zugenommen. Nicht viel, aber ein wenig. Wir sind etwa bei einem Anteil von zehn Prozent Männern. Und wir haben eine Zunahme jüngerer Patientinnen, die sich so in den Zwanzigern befinden. Aber auch ältere Menschen kommen, die körperlich fit sind und dann das Aussehen eben anpassen wollen. Und auch viele Männer, die sagen, ich muss aus beruflichen Gründen mit Jüngeren konkurrieren und muss etwas an meinem Äußeren tun, um nicht außerhalb zu stehen. Es gibt eine Menge Motivationen, die man anerkennen muss und die man nicht so einfach als Spinnereien abtun kann. Es gibt eigentlich kaum Menschen, die aus einer Laune heraus kommen, um sich operieren zu lassen, sondern da liegen wirklich fundierte Gründe vor.

Gibt es heute noch die Frau, die zu Ihnen kommt, um sich ihre Eheprobleme wegoperieren zu lassen?

Das kommt nicht sehr häufig vor. Aber wenn, lasse ich die Finger davon. Ich operiere prinzipiell nicht, wenn ich höre, dass die Motivation von außen kommt, also von Dritten. Wenn eine Frau kommt und sagt, ihrem Freund gefällt der Busen nicht mehr, dann pflege ich ihr zu raten, den Freund zu wechseln, denn dem fällt nächstes Jahr was anderes ein. Da stimmt dann etwas mit dieser Beziehung nicht. Der überwiegende Teil der Frauen und

Männer aber kommt aus eigener Antriebskraft. Sie fühlen sich so wie sie sind nicht mehr wohl und wollen, dass etwas geändert wird.

Was ist mit den Jugendlichen? Immer wieder wird in den Medien behauptet, die Zahl der Jugendlichen, die sich einer rein ästhetischen Operation unterziehen, steige sprunghaft an. Angeblich strömen sie in die Praxen, um sich einen Busen wie Pamela Anderson oder einen Po wie Jennifer Lopez verpassen zu lassen. Wie sind Ihre Erfahrungswerte?

Das mit den Jugendlichen ist ja ein ganz eigenes Thema für sich, das auch sehr kontrovers diskutiert wurde. Unsere Erhebungen gehen dahin, dass die rein ästhetischen Eingriffe ohne jeden medizinischen Hintergrund bei Jugendlichen höchstens ein Prozent ausmachen. Das ist sehr wenig. Von meiner Klientel kann ich das nicht sagen. Vielleicht ist das in anderen Gebieten oder in Ballungsgebieten oder Millionenstädten anders. Aber soviel ich weiß, auch von den Kollegen, ist das ein verschwindend geringer Prozentsatz. Natürlich gibt es Jugendliche und Heranwachsende, die noch unter Identifikationsproblemen leiden. Da kann es schon mal vorkommen, dass einer kommt und seine Nase ganz schrecklich findet und der Meinung ist, da muss was geschehen. Da bedarf es dann intensiver und feinfühliger Gespräche mit den Eltern und mit den Jugendlichen, um sie davon abzubringen, sich operieren zu lassen. Da muss viel Überzeugungsarbeit geleistet werden. Denn wenn ich nur sage, ich mache es nicht, reicht das nicht aus. Dann gehen sie und suchen sich einen anderen Arzt, der das macht. Wir als Fachgesellschaft stehen aber zu unseren ethischen Grundsätzen und operieren keine Jugendlichen, bei denen die Motivation nicht stimmt oder bei denen der Leidensdruck nicht nachvollziehbar ist.

Mit dem Leidensdruck wird doch häufig sehr rasch argumentiert, um eine Operation durchzudrücken. Wie reagieren Sie in so einer Situation?

Das ist in der Tat ein Problem und wird gerne vorgeschoben. Deshalb ist es oft nicht mit einem Beratungsgespräch getan, manchmal muss man zwei oder auch drei führen, um wirklich zu dem Ergebnis zu kommen, eben nicht zu operieren und denjenigen auch davon zu überzeugen. Dafür braucht man viel Fingerspitzengefühl und Erfahrung.

Stichwort Erfahrung. Woran erkenne ich einen guten Chirurgen?

Das merkt der Patient vielleicht schon im Gespräch. Wie der Arzt das Beratungsgespräch führt, ob das ein Verkaufsgespräch ist oder ob einfach eine Beratung stattfindet. Am besten erkennt man ihn natürlich daran, wenn er nein sagt (lacht). Oder wenn er sagt, gut, das kann man zwar machen, aber ich bin hierfür nicht der Superspezialist, aber ich habe einen Kollegen, der das kann. Das wäre natürlich der Idealfall, kommt nur leider selten vor. Weil sich doch jeder für den Größten hält. Die Gespräche mit einem Patienten müssen ausführlich sein, sie müssen auf die Motivation eingehen. Die Erwartungshaltung ist bei vielen Menschen sehr hoch und da muss man schauen, dass man sie etwas herunterschraubt.

Ist der Patient nicht am besten beraten, wenn er sich an eine der Fachgesellschaften wendet?

Zweifellos ist es am sinnvollsten, sich an die Fachgesellschaften zu wenden, also an die GDÄPC, die VDÄPC oder VDPC.

Was ist mit der GÄCD, der Gesellschaft für Ästhetische Chirurgie Deutschland?

In der GÄCD sind ja alle möglichen drin. Da finden sich Gynäkologen, Hautärzte, da sind Sie nicht in der Hand von Plastischen Chirurgen. Deshalb ist das nicht der richtige Ansprechpartner. Es gibt zwei, respektive drei Ansprechpartner, die GDÄPC, also unsere Gesellschaft, die sehr klein und fein und sehr elitär ist, weil man sich nicht bewerben kann, sondern wir suchen uns die Leute aus, die die erforderliche Erfahrung haben. Dann gibt es die VDÄPC, als Abspaltung der großen VDPC, und in allen sind eben lauter Fachärzte für Plastische Chirurgie. Das sind die Ansprechpartner und die anderen können Sie alle vergessen. Das ist ein Mischmasch aus verschiedenen Fachrichtungen und das ist genau das, was der Gesetzgeber eigentlich nicht will, sonst hätte er nicht den Facharzt für Chirurgie und Ästhetische Chirurgie gefordert. Und das ist auch nicht das, was die Patienten letzten Endes brauchen.

Wie muss man die Deutsche Gesellschaft für Plastische und Wiederherstellungschirurgie einordnen?

Das ist eine alte Gesellschaft, die aus der Deutschen Gesellschaft für Chirurgie hervorgegangen ist. Da sind alle möglichen Fachrichtungen drin. Da geht es um die Wiederherstellung nach Körperkonturdefekten, wie sie nach Unfällen oder Knochenbrüchen oder auch Verbrennungen entstehen können.

Die Vorher-Nachher-Fotos sind ja inzwischen als öffentliches Werbemittel untersagt worden. Manche Ihrer Kollegen begrüßen das, einige kritisieren, dass damit dem Patienten die Möglichkeit zum Vergleich genommen wurde.

Wir bedauern das einerseits ein wenig. Andererseits ist es nicht so tragisch. Denn anhand von Vorher-Nachher-Fotos im Internet oder in den Broschüren kann der Patient letztlich nicht definitiv herausfinden, ob jemand gute Arbeit leistet. Kein Arzt wird seine schlechten Fotos veröffentlichen.

Zumal sich Fotos digital wunderbar verändern lassen.

Genau. Aber es ist uns im Gespräch weiterhin erlaubt, Fotos zu präsentieren. Das ist auch hilfreich, denn jeder Patient fragt nach Beispielen. Ich versuche dann im Archiv jemanden zu finden, bei dem ein ähnliches Problem vorlag. Und zeige dann, wie die Lösung nach der Operation ausgesehen hat. Sage dann aber auch gleich, dass bei jedem Patienten das Ergebnis anders ausfällt, weil jeder eben anders ist als die Patienten auf den gezeigten Fotos.

Waren diese Schönheits-OP-Shows im Fernsehen nicht ein ganz großer Verführungsfaktor?

Ja und nein. Ich habe ein bisschen das Gefühl, die Leute haben so eine Art Angstlust. Einerseits haben sie Angst vor einer solchen Operation und finden das eklig, und andererseits würden sie es doch ganz gerne mal ausprobieren. Ich kann aber nicht sagen, dass es dadurch einen Motivationsschub gegeben hat. Eines haben diese Sendungen möglicherweise jedoch bewirkt. Sie haben der ganzen Geschichte mehr Popularität gebracht.

Warum werden Operationskosten bereits vor einer Operation fällig? Normalerweise wird doch erst die Ware geliefert und dann bezahlt?

Das ist ein absolut übliches Verfahren. Wir haben ja alle schon unser Lehrgeld bezahlt. Hinterher kommen die Patienten und können die Rechnung nicht begleichen, dann wird der Anwalt eingeschaltet und dann der Gerichtsvollzieher. Und am Ende bleibt man doch auf den Kosten sitzen. Wir haben das alle schon mitgemacht, ich auch. Deshalb mache ich den Leuten einen Kostenvoranschlag, der beruht ganz streng auf der GOÄ, der Gebührenordnung für Ärzte. Wenn die Patienten dann damit einverstanden sind, mache ich eine Honorarvereinbarung. Zum Operationszeitpunkt muss das Geld da sein. Manche Kollegen verlangen auch eine Anzahlung bei Vereinbarung des OP-Termins. Das ist also keineswegs sittenwidrig.

Welche Operationen werden am häufigsten durchgeführt?

Bei Frauen sind es an erster Stelle Fettabsaugungen, dann Brustvergrößerungen, gefolgt von Lidkorrekturen und Nasenoperationen. Bei Männern stehen Nasenoperationen an erster Stelle, dann Haartransplantationen, Lidkorrekturen und Fettabsaugungen.

INTERVIEW MIT DR. DR. JOHANNES C. BRUCK

Dr. Dr. Bruck ist Facharzt für Plastische Chirurgie, Chefarzt der Abteilung für Plastische Chirurgie im Martin-Luther-Krankenhaus in Berlin und Sekretär der größten Fachgesellschaft in Deutschland, der Vereinigung der Deutschen Ästhetisch-Plastischen Chirurgen (VDÄPC)

Die ästhetische Chirurgie und der Hippokratische Eid, der ja die Erhaltung und Wiederherstellung der Patienten als oberstes Gebot des ärztlichen Handelns zum Ziel hat – sehen Sie da einen Widerspruch?

Nein, nicht wenn ich bestimmte Kriterien anwende. Wenn ich das Bedürfnis eines Patienten als Arzt befriedige, dann habe ich dem hippokratischen Eid Genüge getan. Wenn ich aber hingehe und versuche, einen Bedarf zu wecken, dann habe ich meinen hippokratischen Eid verletzt. Also hinzugehen und zu sagen »Sie haben eine hässliche Nase, lassen Sie sich die operieren«, das halte ich für eine Schweinerei. Das halte ich wirklich für unethisch und verfolgungswürdig.

Wie gehen Sie beispielsweise vor, wenn jemand zu Ihnen kommt und eine neue Nase möchte?

Zuallererst frage ich die Patientin oder den Patienten nach der Motivation, warum die- oder derjenige die Nase richten lassen möchte, was an der Nase so stört. Da erfährt man schon sehr viel. Manchmal stellt sich dann im Verlauf eines solchen Gespräches heraus, dass eine nahe stehende Person mal eine abfällige Bemerkung über die Nase oder auch einen anderen Körperteil desjenigen gemacht hat. So etwas hinterlässt unbewusste, manchmal tiefe Narben. Häufig ist dem Betroffenen dann wirklich erst in diesem Gespräch klar geworden, warum er sich operieren lassen will. Das erleichtert uns beiden die Situation, weil wir beide dann die Gründe kennen, die zu dem Operationswunsch führen.

Diese intensive Art des Gespräches, das ja fast einer Psychoanalyse gleicht, gelingt Ihnen sicherlich nicht bei jedem Patienten.

Nein, das wird mir nicht bei jedem gelingen, denn man findet nicht zu jedem so viel Zugang. Deswegen lässt sich auch etwa ein Drittel der Patienten nicht von mir operieren, weil ich ihnen unsympathisch bin. Da es ja um ein intimes Gespräch, um eine intime Exploration geht, machen manche Patienten dann zu. Damit müssen wir als Ärzte auch umgehen können. Aber das ist in Ordnung. Wir Plastischen Chirurgen sind ja die einzigen von den schneidenden Fächern, die auch eine psychologische Ausbildung haben sollen.

Beschäftigen sich die Menschen heute mehr mit ihrem Aussehen als vor 20 oder 30 Jahren?

Ja, das ist durchaus denkbar und den Eindruck haben wir als Plastische Chirurgen auch. Das hängt häufig mit den äußeren Umständen zusammen. Je schlechter die sind, desto mehr beschäftigt man sich mit sich selbst. Das führt natürlich auch dazu, dass man die Körperlichkeit in den Vordergrund stellt.

Es scheint ein Grundproblem unserer Gesellschaft zu sein, dass der Einzelne nicht mehr bereit ist, sich so zu akzeptieren wie er ist, sondern einem Schönheitsphantom hinterher jagt.

Der Einzelne will sich nicht die Mühe machen, sich mit sich selbst auseinander zu setzen. Das ist auch ein soziales Problem. Die Vollkasko-Mentalität ist in unserer Gesellschaft dermaßen verankert, dass jeder glaubt, ein subjektives Unwohlsein durch Einkauf einer Droge, eine Maßnahme oder irgendwas anderes beseitigen zu können. Dass er selber an sich arbeitet, dass er sagt, vielleicht sehe ich etwas falsch, vielleicht könnte ich etwas ändern, das kommt so gut wie nicht mehr vor. Heute sagt nur noch jeder: »Wer löst das Problem?« Das beginnt in der Politik und zieht sich durch alle Bevölkerungsschichten.

Früher waren ästhetische Eingriffe den betuchteren Gesellschaftsschichten vorbehalten. Das hat sich heute gründlich geändert. Woher kommt Ihre Klientel?

Was wir heute unter betucht verstehen, war vor etwa 100 Jahren stinkreich. Wenn man heute dieselben Kriterien anlegen würde wie vor 100 Jahren, dann haben wir heute eine extrem breite, betuchte Schicht. Ich bin jetzt seit 25 Jahren Plastischer Chirurg und seit 20 Jahren in Berlin. Und meine Klientel aus der kosmetischen Chirurgie kommt überwiegend aus einem gehobenen Mittelstand. Wobei ich da Friseurinnen, Polizistinnen, Kosmetikerinnen, Rechtsanwälte, Immobilienhändlerinnen und Beamte dazurechne. Das ergibt eine enorme Bandbreite.

Das heißt doch, dass wir eine breitere Mittelschicht haben als uns letztlich glauben gemacht wird.

Absolut, aber das ist auch ein bisschen Schuld der Boulevardpresse, die versucht, die kosmetische Chirurgie in die Ecke des Glamourösen zu drängen, damit das mehr Glanz bekommt, dass sie nur etwas für die Reichen und Schönen ist. Aber das stimmt nicht. Ich habe genauso viele Polizistinnen in meiner Klientel wie Kolleginnen oder Rechtsanwältinnen.

Glauben die Menschen, die zu Ihnen kommen, dass sie nach einer

Operation selbstbewusster werden?

Also fast alle glauben, dass sie mit dem Eingriff selbstbewusster werden. Und das scheint sich zu bestätigen. Ich habe eine Studie gemacht, die demnächst in der internationalen Zeitschrift *Aestetic Plastic Surgery* veröffentlicht wird. Bei der Studie geht es nur um Brustvergrößerungen kosmetischer Art. Befragt wurden die Frauen vor der Operation und sechs Monate danach. Dabei hat sich gezeigt, dass Attraktivität und Selbstvertrauen vor der OP bei 35,6 Punkten auf der Skala lag, also unter dem Durchschnitt, normal sind 40 bis 60 Punkte. Nach der Operation ist dieser Wert auf 53,7 angestiegen. Interessant war, dass sich die Unsicherheit im Umgang mit der Umgebung nicht beziehungsweise nur marginal verändert hat, aber nicht statistisch signifikant. Hingegen hat sich das körperliche, sexuelle Missempfinden oder Enttäuschungsempfinden statistisch signifikant verbessert.

Sie sind der erste Mediziner, der so eine Studie erstellt, was hat Sie dazu bewogen?

Wenn man sich lange Zeit mit der kosmetischen Chirurgie beschäftigt, fragt man sich auch immer wieder: Wozu ist das denn gut? Oder verrate ich hier völlig meine medizinischen Ideale, wegen denen ich einmal angetreten bin?

Die meisten Menschen sprechen nicht gerne über ihre kosmetischen Eingriffe. Woran liegt das?

Die Patienten, die mit einer kosmetischen Operation zufrieden sind, tendieren dazu, darüber nicht zu reden, sondern zu sagen, was wollen Sie eigentlich, ich bin gesund, ich bin schön, ich bin glücklich.

Wenn man sich mit dem psychologischen Aspekt beschäftigt, fällt immer wieder auf, dass die zufriedenen Patienten, die in der kosmetischen Chirurgie in der Mehrzahl sind, wenn sie gut aufgeklärt und gut operiert sind, den chirurgischen Eingriff ignorieren. Jede meiner Patientinnen beispielsweise mit einer Brustvergrößerung bekommt von mir einen Pass, in dem die Seriennummer von dem Brustimplantat, der Hersteller, Operationsdatum und so weiter und das Datum der nächsten Untersuchung, zwei Jahre nach der Operation festgehalten ist. Was glauben Sie, wie viele Patientinnen zu diesem Zweijahres-Termin kommen?

... 80 Prozent?

Ja, von wegen. Acht Prozent!

Nur acht Prozent? Warum?

Wenn man nachhakt und fragt, »Sie haben doch ein Brustimplantat«, dann ist die Antwort: »Ja, ja wirklich? Ja kann sein, da hab ich mir mal was machen lassen ...«

Das heißt, es wird anschließend total negiert!

Es wird verdrängt, es wird ignoriert. Es gehört zu den Dingen, zu denen man nicht so gerne steht. Das ist in allen Bereichen so, das betrifft natürlich nicht nur die Brustimplantate.

Wie lange stehen Sie denn überhaupt noch nach einer Operation in Kontakt mit Ihren Patienten?

Die Patienten sind das erste halbe Jahr bei mir in Betreuung. Ich kümmere mich um sie und vor allem auch um Dinge, die nicht so gut gelaufen sind. So etwas gibt es ja auch.

Was meinen Sie mit Dingen, die nicht so gut gelaufen sind?

Manche Patienten sind nach der Operation enttäuscht. Diese Enttäuschungen entstehen zwar weniger häufig aufgrund eines technischen Fehlers, sondern weil sie eine andere Erwartung hatten. Da muss ich sie dann vorsichtig dahin führen, dass sie auch mit einer Enttäuschung umgehen können und damit fertig werden.

Lehnen Sie manche Operationen ab und wenn ja, warum?

Von den Patienten, die mit einer kosmetischen Fragestellung zu mir kommen, operiere ich 23,8 Prozent. Also nicht einmal ein Viertel. Man fragt sich, was passiert mit dem Rest?

Der sucht sich einen anderen Arzt.

Das glaube ich nicht. Ein Drittel geht möglicherweise zu einem anderen, weil ich ihnen vielleicht unsympathisch bin, weil ich ihre Erwartungen nicht erfülle, weil ich ihnen zu teuer bin und so weiter. Aber eigentlich die Hälfte lässt sich von mir eine kosmetische Operation ausreden. Weil ich sage, den Freund halten mit einer größeren Brust, das funktioniert nicht. Sexualpartner lassen sich leichter austauschen als Mammaimplantate. Eine Depression zu überwinden mit einem Facelifting oder einer Fettabsaugung ist nicht der geeignete Weg, um mit einem Schicksalsschlag fertig zu werden.

Wie einsichtig sind die Patienten, denen Sie erklären, Sie können sie nicht operieren?

Ich sage nicht, ich kann nicht. Sondern ich rate davon ab. Ich nenne die

Begründung, versuche den Patienten zu erklären, warum ich ihnen davon abrate.

Der amerikanische Kulturhistoriker Sander Gilman hat gesagt, eine Schönheitsoperation sei Teil der individuellen Autonomie des Menschen. Kann ein Mensch überhaupt autonom entscheiden, wenn er sich an einem gängigen Schönheitsideal orientiert?

Das ist auch so eine Medienschimäre. Es gibt kein gängiges Schönheitsideal. Es gibt ein Schönheitsideal, das sehr stark vom subjektiven Empfinden, von den subjektiven Ansprüchen und auch von der eigenen Lebenshistorie geprägt ist. Das gängige Schönheitsideal, das man sucht, sozusagen ein Ideal für alle, ist sehr schwierig zu finden. Für jeden ist etwas anderes schön. Die eigene Frau zum Beispiel, weil man sie liebt. Es gibt nicht die eine schönste Frau, es gibt viele schöne Frauen. Ein Schönheitsideal ist sehr subjektiv geprägt und das sollte man als Plastischer Chirurg auch mit dem Patienten herausarbeiten, was für ihn das eigene Schönheitsideal ist. Ich sage den Patienten, sie dürfen gerne mit einem Bild, Nase oder Brüste, aus einer Zeitung kommen und mir das zeigen, damit ich einen Eindruck bekomme, wie sie sich gerne sehen wollen. Ohne aber dabei zu sagen, ich mache Ihnen jetzt eine Nase wie XY, der auf diesem Foto zu sehen ist. Und dann zeige ich das den Patienten am Computer. Die gewünschte Nase wird dann in das Gesicht überblendet. Und die meisten Patienten empfinden dann diese Nase in ihrem Gesicht als schrecklich. Es geht schon um ein ganz individuelles Bedürfnis der Befriedigung. Ich würde nicht soweit gehen wie Gilman, zu sagen, das ist die Autonomie des Menschen. Aber es ist ein Weg auf der Suche nach der Autonomie. Ich sage immer, ich setze Meilensteine in das Leben eines Menschen mit einer Operation. Mehr kann man eigentlich nicht tun, laufen muss jeder selber.

»Letztlich hatte ich wegen so einer völlig überflüssigen Brustvergrößerung mein Leben aufs Spiel gesetzt.«
Angelika, 49, Sekretärin, verheiratet

»Es ist jetzt zwei Jahre her, seit ich eine Brustvergrößerung machen ließ. Für mich ist seither nichts mehr wie es vorher war. Wenn ich überlege, wie naiv ich an diese Sache herangegangen bin. Eigentlich war mein Busen völlig in Ordnung. Er war klein, aber nicht zu klein. Was mich allerdings ein bisschen gestört hatte, war die Asymmetrie. Meine linke Brust war größer als die rechte und hing deshalb auch schon ein bisschen. Wenn ich mich so im Spiegel ansah, fand ich das sehr auffällig. Zumindest kam mir das so vor. Wenn ich mir Implantate einsetzen lassen würde, wären die Brüste ein bisschen größer und die Asymmetrie wäre auch ausgeglichen. Mein Mann teilte meine Ansicht allerdings überhaupt nicht und war der Meinung, ich würde das alles viel zu kritisch sehen. Als ich eines Tages beim Friseur saß, fiel mir eine Zeitschrift in die Hände, in der ein großer Bericht über Schönheitsoperationen stand, unter anderem ging es auch um Brustvergrößerungen. Danach war ich wie elektrisiert. Das klang alles so einleuchtend, so einfach. Keine nennenswerten Risiken, keine Probleme. Am Ende des Artikels waren Ärzte und Kliniken aufgelistet, wo solche Operationen gemacht werden. Nachdem ich noch zwei Wochen überlegt habe, suchte ich mir eine Klinik in meiner Nähe aus, rief an und ließ mir einen Termin geben. Das erste Gespräch lief sehr gut, der Arzt, ein plastischer Chirurg, erklärte mir alles, machte mich auch auf Komplikationen aufmerksam. Er sagte, dass er Silikonimplantate verwendet, die er vor dem Brustmuskel anbringt, und dass er grundsätzlich den Schnitt in der Achselhöhle macht, damit die Narben nicht so sichtbar seien. Über die Größe der Silikonkissen würde er beim Eingriff entscheiden. Das klang alles ganz einleuchtend und mit diesem Wissen bin ich nach Hause gefahren und habe meinem Mann alles berichtet. Der war nicht nur sehr skeptisch, sondern sagte mir frank und frei, dass er so eine Operation nicht gut fände. Und er könne nicht verstehen, dass ich diesen Silikonschwachsinn mitmachen wollte. Das hätte mich eigentlich aufrütteln sollen. Hat es aber nicht. Die Haltung meines Mannes hat mich sogar noch ein bisschen angestachelt. Also, ich habe einen Operationstermin vereinbart. Die Operation selbst verlief sehr gut, und ich hatte selbst nach dem Aufwachen kaum Schmerzen. Ich blieb noch 24 Stunden in der Klinik, falls noch irgendwelche Komplikationen auftreten. Aber außer den üblichen Schmerzen, die auftreten, wenn die ganzen Narkosemittel in ihrer Wirkung nachlassen, fühlte ich mich eigentlich ganz gut. Mein Mann holte mich ab und zu Hause legte ich mich zur Schonung hin. Zwei Tage nach dem Eingriff bekam ich abends Fieber, ganz plötzlich und das steigerte sich innerhalb von drei Stunden auf 39 Grad. Mein Mann rief sofort den Arzt an, der mich operiert hatte und der sagte, ich solle sofort in die Klinik kommen. Dort wurde mein Verband abgenommen. Es stellte sich heraus, dass sich rund um beide Implantate eine Infektion entwickelt hatte. Offenbar hatte mein Körper die fremden Stoffe abgestoßen. Der Arzt sah keine andere Chance, als mich sofort zu operieren und mir die Implantate wieder zu entfernen. Als ich nach der Operation aufwachte, saß mein Mann neben meinem Bett und hielt meine Hand. Ich musste eine Woche im Krankenhaus bleiben. Ich hatte Schmerzen und fiel von einem schwarzen Loch in das nächste. Noch nie in meinem Leben war ich so deprimiert gewesen. Letztlich hatte ich wegen so einer völlig überflüssigen Brustvergrößerung mein Leben aufs Spiel gesetzt. Ich weiß inzwischen, dass es nach so einem toxischen Schocksyndrom, wie ich es hatte, Todesfälle gegeben hat. Ich habe also Glück gehabt. Meine Narben sind inzwischen verheilt. Es war eine sehr bittere Erfahrung und ich kann nur jedem raten, von solchen Eingriffen Abstand zu nehmen.«

***

»Wenn ich plötzlich mit vollem Haupthaar daherkomme, gibt es bestimmt Fragen, vielleicht auch ein paar dumme Bemerkungen.«
Thomas, 28, Reiseveranstalter, verheiratet

»Für mich ist eine Schönheitsoperation im Sinne von Facelifting oder Fettabsaugen überhaupt kein Thema. Ich finde das, ehrlich gesagt, irgendwie merkwürdig, am gesunden Körper herumoperieren zu lassen. Außerdem muss ich zugeben, dass ich Angst habe. Angst vor allem, dass etwas schief geht und ich irreparabel entstellt wäre. Ein furchtbarer Gedanke. Wenn ich ein paar Kilo zu viel habe, mein Gott, dann ist das halt so. Falls mich das so massiv stören sollte, dann mache ich eine Diät, obwohl mir das auch nicht gefallen würde, oder ich treibe mehr Sport. Aber unters Messer, das kommt für mich nicht in Betracht.

Dass ich mich trotzdem mit dem Thema beschäftige, hat einen anderen Grund und das sind meine Haare. Ich habe Geheimratsecken und einen so genannten breiten Scheitel, also quasi auf dem Oberkopf keine Haare. Das macht mich wirklich 20 Jahre älter. Vielleicht bin ich ja auch nur zu eitel. Aber ich habe mal spaßeshalber eine Perücke aufprobiert und ich sah wirklich einfach jünger aus. Das hat mir gut gefallen. Also bin ich zu meinem Arzt und habe das Problem geschildert.

Er sagte, es gebe durchaus Medikamente, die ich probieren könnte. Wie viel die wirklich bringen, müsse man sehen. Ich habe dann ein Jahr lang ein Medikament eingenommen. Doch der Effekt war nicht berauschend. Außerdem führte das bei mir zu sexueller Unlust, das ist eine der Nebenwirkungen. Hinzu kommt, dass ich diese Tabletten ein Leben lang einnehmen muss. Und nach einiger Zeit fielen die wenigen Haare, die nachgewachsen waren, auch wieder aus.

Jetzt spiele ich mit dem Gedanken, eine Haartransplantation durchführen zu lassen. Ich war auch schon bei verschiedenen Ärzten, habe mir die unterschiedlichen Techniken genau erklären lassen. Das heißt ich bin genau im Bilde, weiß, was auf mich zukäme und trotzdem zögere ich noch. Zumal meine Frau völlig dagegen ist. Ich habe ihr erzählt, was ich vorhabe. Aber sie ist der Meinung, dass ich das nicht nötig hätte. Sie liebe mich so wie ich sei. Insofern sind es bisher zwei Dinge, nein eigentlich drei, die mich davon abhalten. Erstens die Einstellung meiner Frau. Dann habe ich ehrlich gesagt Angst davor, dass das Ergebnis unnatürlich aussehen könnte. Man sieht manchmal Bilder, da weiß man doch sofort, da war ein Pfuscher am Werk. Mein Arzt, zu dem ich gehen würde, hat bei seinen Patienten tolle Ergebnisse erzielt. Ich habe Bilder gesehen. Aber ein Restzweifel bleibt. Und als drittes kommt hinzu, dass es natürlich jeder mitbekommt. Ob ich mir Fett absaugen oder meine Nase operieren lasse, das kriegt keiner mit. Aber so eine Haartransplantation kann man ja nicht verheimlichen. Und wenn ich plötzlich mit vollem Haupthaar daherkomme, gibt es bestimmt Fragen, vielleicht auch ein paar dumme Bemerkungen. Ob es mir das wert ist, weiß ich, ehrlich gesagt, noch nicht. Darüber werde ich noch einmal gründlich nachdenken.«

Vier Wochen nach unserem Gespräch hatte Thomas seine Entscheidung gefällt: Er verzichtet auf die Haarverpflanzung.

***

»Ich fühle mich heute rundum wohl mit meinen Implantaten und bereue keine Sekunde, dass ich das gemacht habe.«
Barbara, 38, Unternehmerin, verheiratet

»Ich habe eine Brustvergrößerung machen lassen, weil mir eigentlich immer etwas gefehlt hat. Als ich 13 Jahre alt war, habe ich meine Mutter gefragt, ob sie mir einen BH kauft. Da hat sie mir gesagt, du brauchst doch gar keinen. Für meine Mutter war das sicher auch kein Thema, sie hatte selbst auch kleine Brüste. Aber mir fehlte immer was. Ich hatte zwar nie Probleme mit Vergleichen in der Schule, ich wurde auch nicht gehänselt. Also diesbezüglich kam nichts von außen, das mich zu dieser Operation gedrängt hätte. Auch mein Mann hat sich später nie negativ geäußert. Im Gegenteil. Er fand meinen Busen völlig in Ordnung. Aber der Gedanke ließ mich nie los und im Urlaub 2000 fiel meine Entscheidung. Da gab es Fotos von mir und da gefiel ich mir gut drauf. Nur der BH, das passte alles überhaupt nicht. Dann habe ich noch ein paar Mal drüber nachgedacht und mein Entschluss wurde immer fester. Schließlich habe ich mit meiner Mutter und meinen beiden Schwestern gesprochen. Meinem Mann habe ich erst noch nichts gesagt. Die Reaktion meiner Familie hat mich dann doch etwas überrascht. Meine Schwestern sagten sofort: Toll, Barbara, mach das. Und meine Mutter sagte fast ein bisschen neidisch, dass sie auch mit einer Brustvergrößerung geliebäugelt hätte, wenn mein Vater nicht strikt dagegen gewesen wäre. Dann bin ich nach Hause gefahren, habe den Entschluss meinem Mann mitgeteilt und ihm gleich gesagt, dass ich das auch ohne sein Einverständnis durchziehen würde. Mein Mann hat aber sehr verständnisvoll reagiert, er hätte gewusst, dass ich eines Tages damit komme. Nachdem ich also alles noch einmal hin und her überlegt hatte, bin ich 2001 zu meiner Hausärztin gegangen, habe ihr mein Problem und mein Vorhaben geschildert. Sie hat dann kurz überlegt und mir einen Studienkollegen empfohlen, der im Krankenhaus Brustaufbauten nach Krebs macht. Ich bin hingefahren, er hat sich das alles angehört, mich beraten und mich dann wieder nach Hause geschickt. In vier Wochen sollte ich mich wieder bei ihm melden, falls ich es mir bis dahin nicht anders überlegt hätte. Dann wollte er mich gründlich untersuchen und darüber entscheiden, ob er mich operiert. Vier Wochen später saß ich dann wieder in seinem Wartezimmer. Die Aufklärung war sehr gut. Er hat mir gesagt, was alles passieren kann, hat mir auch Fotos von verpfuschten Operationen gezeigt. Er hat im Grunde genommen alles getan, um mich vielleicht doch noch abzuhalten. Aber mein Entschluss stand fest. Schließlich haben wir noch über die Körbchengröße gesprochen. Ich wollte gerne eine Größe zwischen B und C haben, bisher hatte ich ja A. Er meinte dann, bei mir wären wohl 160 ml pro Seite ausreichend. Weil ich ja eine zierliche Person bin, darf man auch nicht zu viel nehmen, sonst stimmen die Proportionen nicht. Vor der OP hatte ich dann zwei Implantate auf dem Bett liegen, die einen mit 160 ml, die anderen mit 190 ml. Der Arzt wollte bei der Operation entscheiden, welche genommen werden. Er hat schließlich die kleinere Version genommen. Ich musste einen Tag vor der OP kommen, wurde untersucht, nach Medikamenten gefragt und hatte noch ein langes Gespräch mit meinem operierenden Arzt und mit der Narkoseärztin. Der

Eingriff hat zwei Stunden gedauert. Nach der Narkose bin ich aufgewacht und habe im ersten Moment gedacht: Die sind aber groß geworden. Aber das waren natürlich nur die Schwellungen, die nach so einem Eingriff normal sind. Schmerzen hatte ich natürlich auch und bekam etwa alle zwei Stunden Schmerzmittel. Ich blieb zur Vorsicht noch einen Tag im Krankenhaus. Zu Hause habe ich dann ein paar Tage das Bett gehütet. Und bis ich wirklich wieder so richtig auf dem Damm war, hat es doch eine ganze Zeit gedauert. Schwere Sachen hebe ich bis heute nicht mehr. Da bin ich sehr vorsichtig geworden. Wenn etwas zu schwer ist, lasse ich es, weil ich dann so ein Spannungsgefühl bekomme und da passe ich lieber auf. Mein Arzt sagte mir auch, dass die Implantate, ich habe welche aus Hydrogel, in etwa 15 Jahren ausgetauscht werden müssen. Aber da habe ich schon eine andere Entscheidung getroffen. Da es sowieso gemacht werden muss, mache ich das mit 45 und dann lasse ich mir noch etwas größere Implantate einsetzen, nicht viel, aber ein bisschen. Ehrlich, ich fühle mich heute rundum wohl mit meinen Implantaten und bereue keine Sekunde, dass ich das gemacht habe. Mein Mann findet auch, dass alles ganz toll geworden ist, obwohl er ja vorher wirklich kein Problem mit meinen kleinen Brüsten hatte. Aber ich kann jetzt einen Push-up-BH anziehen und dann ist da auch was drin. Meine Körperhaltung ist anders geworden, jedenfalls wenn ich es mir bewusst mache. Früher habe ich, um die nicht vorhandene Oberweite zu kaschieren, immer so die Oberarme nach vorne gezogen und den Rücken ein bisschen krumm gemacht. Das mache ich auch heute gelegentlich noch, wenn ich nicht dran denke. Mein Arzt sagt auch immer zu mir, ich soll mich gerade hinstellen, jetzt müsse ich wirklich nichts mehr verstecken. Ich finde auch, die Leute schauen mich heute anders an. Obwohl kein Mensch weiß, dass ich mir die Brust vergrößern ließ. Außer meinem Mann, meiner Mutter und meinen Schwestern weiß das niemand.«

***

»Mein Gesicht war frisch, sah offener und auch jünger aus.«
Paul, 48, Rechtsanwalt, geschieden

»Für mich waren ästhetische Operationen so lange kein Thema, bis ein Mandant während eines Gespräches bemerkte, ich sei wohl urlaubsreif, so müde wie ich aussehe. Dabei war das gar nicht der Fall. Ich war ausgeschlafen, hatte gerade einen einwöchigen Urlaub in den Bergen hinter mir und fühlte mich eigentlich topfit. Insofern wusste ich nicht recht, was er meinte. Abends schaute ich mich dann eingehend im Spiegel an und sah die Tränensäcke und die Schlupflider. Mir ist zuvor nie bewusst geworden, dass sie mir in der Tat einen müden und sogar richtig traurigen Ausdruck verleihen. Was sollte ich tun? Ich konnte mich ja schlecht schminken. Also habe ich das Thema erst einmal wieder ad acta gelegt. Zwei Wochen später hatte ich einen Routinetermin bei meinem Internisten. Und weil wir befreundet sind, erzählte ich ihm von meinem Dilemma. Er meinte kernig, dann sei ich ja wohl ein Fall für den Chirurgen. Ich schaute ihn völlig entgeistert an. So was kam für mich überhaupt nicht in Betracht. Doch mein Arzt meinte, ich solle mal meine Vorurteile über Bord werfen und zu einem Fachmann gehen und mich beraten lassen. Zwei Monate habe ich mir das überlegt. Sicher, in der heutigen Zeit, wo man im Berufsleben jung und dynamisch zu sein hatte, war ein operativer Eingriff zu überlegen. Wenn ich so meine jungen Kollegen in der Kanzlei anschaute. Mit denen musste ich konkurrieren, mithalten können. Trotzdem, Schönheitschirurgie, das war etwas, das war doch eigentlich Frauensache. Trotzdem ließ mich der Gedanke nicht mehr los. Und schließlich ließ ich mir einen Termin bei einem Plastischen Chirurgen geben. Wir haben uns zwei Stunden lang unterhalten. Er hat mir ganz genau erklärt, was er machen kann, mir Fotos gezeigt, wie es hinterher ausschauen könnte. Mit den gesammelten Informationen bin ich dann nach Hause und habe mir das sechs Wochen lang überlegt, habe mir noch mal einen Termin bei dem ästhetischen Chirurgen geben lassen. Und nachdem wir alles geklärt hatten, er mich über Risiken aufgeklärt hatte, stimmte ich einer Operation zu. Wichtig ist, so sagte mir der Operateur, dass wirklich Präzisionsarbeit geleistet wird. Eine Überkorrektur könne sonst die Schließfunktionen des Auges beeinträchtigen. Als der Eingriff schließlich gemacht wurde, war ich ziemlich ruhig, da ich großes Vertrauen zu meinem Operateur gefasst hatte. Ich fühlte mich gut aufgeklärt und gut vorbereitet. Die Operation verlief ohne Probleme, es kam zu keinen Komplikationen. Ich hatte mir zwei Wochen Urlaub genommen, da man ja doch mit kleineren Blutergüssen und Schwellungen rechnen muss. Nach diesen zwei Wochen fühlte ich mich wie neugeboren, wenn ich in den Spiegel schaute. Die Müdigkeit war wie weggeblasen. Mein Gesicht war frisch, sah offener und auch jünger aus. Außer meinem Internisten-Freund weiß niemand von diesem Eingriff.«

***

»Mit meinem heutigen Wissen würde ich jedem von einem derartigen Eingriff abraten.«
Margret, 39, Bibliothekarin, verheiratet

»Angefangen hat alles vor etwa drei Jahren, als ich zum ersten Mal mit dem Gedanken an eine Operation spielte. Ich hatte diese Reiterhosen, die mich schon immer gestört haben. Schon als Jugendliche habe ich immer lange Oberteile getragen, um sie zu kaschieren. Im Nachhinein betrachtet war das damals gar nicht so schlimm. Problematisch wurde es erst, als ich über die Jahre hinweg doch einiges an Gewicht zugelegt und auch wieder abgenommen habe. Da waren die Reiterhosen dann auch noch stärker ausgeprägt. Das hat mich ganz massiv gestört. Oben herum hatte ich Größe 38 und bei den Hosen passte ich, wenn ich Glück hatte, in Größe 42. Ich fing dann an, im Internet zu recherchieren, habe vieles über das Thema Fettabsaugen gelesen und mir gedacht, dass das für mich eine Möglichkeit ist, diese hässlichen Reiterhosen loszuwerden. Mein Mann hat mich insofern unterstützt, als er sagte, wenn es mich glücklich mache, dann müsse ich es eben tun. Er hat ja meine ganze Unzufriedenheit der letzten Jahre mitbekommen, wie ich teilweise am Boden zerstört war. Insofern stand mein Entschluss im Sommer 2003 fest und ich suchte weiter im Internet, habe mehrere Foren durchforstet, wo manche Ärzte immer wieder empfohlen, von anderen wieder abgeraten wurde. Und da tauchten dann ja immer die gleichen Namen auf. Den Arzt, für den ich mich letztendlich entschied, hatte ich irgendwann mal in einer Talkshow gesehen. Später tauchte sein Name dann immer mal wieder im Fernsehen oder in den Printmedien auf. Und es ist schon merkwürdig, je häufiger man dann auf solche Namen in der Öffentlichkeit stößt, umso mehr hat man so im Hinterkopf, das muss doch ein wirklich guter Arzt sein, wenn er immer und überall im Gespräch ist. Dass der sich vielleicht nur selbst ins Gespräch bringt, auf die Idee kommt man zunächst ja gar nicht. Ich habe mich also auf so einen Arzt eingelassen. Ich bin auf seine Internetseite, und da klang das alles ganz super. Er gab an, eine ganz spezielle Technik entwickelt zu haben, die er dort auch beschreibt; mit dieser Technik würde sich die Haut sehr gut straffen, selbst Cellulite könne zumindest stark gebessert werden. Ich ließ mir dann auch noch schriftliches Informationsmaterial zuschicken und auch hier war die Beschreibung mit Superlativen gespickt. Dass die Haut- und Gewebebeschaffenheit letztendlich mit ausschlaggebend für ein gutes OP-Ergebnis ist, davon war eigentlich nirgendwo die Rede. Ich hatte nämlich insgeheim die Befürchtung, dass eine Operation für mich möglicherweise gar nicht in Betracht käme. Das Problem war, dass ich ja immerhin fast 20 Kilo abgenommen und zwei Schwangerschaften hinter mir hatte und dadurch Gewebe und Haut einfach nicht mehr straff waren. Ich dachte mir, wenn da noch zusätzlich Volumen durch eine Fettabsaugung rausgenommen würde, bestünde die Gefahr, dass die Haut anschließend noch schlaffer würde. Schlanker sein um jeden Preis wollte ich definitiv nicht. Aber bei diesem Arzt klang das alles so viel versprechend, dass ich schließlich mit der Praxis telefonierte. Ich habe auch gleich der Mitarbeiterin gegenüber meine Befürchtung geäußert, die beruhigte mich aber sofort und meinte, da müsse ich mir gar keine Sorgen machen, dieser Arzt habe dafür eine ganz spezielle Technik, er könne Hautstraffungseffekte von sechs bis acht Zentimetern erreichen. Das hörte sich also alles ganz toll an. Vier Wochen später hatte ich dann meinen Beratungstermin bei ihm. Nach fast drei Stunden Wartezeit war ich endlich an der Reihe. Ich war dann etwa eine Stunde bei ihm im Sprechzimmer, wobei das eigentliche Gespräch maximal 30 Minuten gedauert hat, inklusive Fotos machen, weil er zwischendurch einige Male rausging, um irgendwelche wichtigen Faxe zu verschicken. Nachdem er mich also angeschaut hatte, erklärte er mir gleich, was er bei mir machen könne. Ich habe in diesem Gespräch wirklich nicht nur einmal meine Befürchtung bezüglich der Hautstraffung geäußert. Er hat aber meine Bedenken absolut zerstreut, hat mir erklärt, dass er, und eigentlich NUR er, in der Lage sei, mit seiner Technik diese phantastischen Hautstraffungen zu erzielen. Und ich müsste mir keinerlei Sorgen machen. Er würde bei mir an den Oberschenkeln außen, an Hüfte und Po seitlich und dann bis zur Taille hoch absaugen. Er stellte sich mir als absoluter Meister seines Faches dar.

In den 16 Seiten umfassenden Aufklärungsunterlagen, die man gleich vor Ort unterschreiben muss, verwendet er eine Formulierung, die mir erst im Nachhinein so richtig sauer aufgestoßen ist. So heißt es dort in etwa: »... Erläuterungen erfolgen in einer der geistigen Struktur des Patienten angepassten Form ...« Das sagt in meinen Augen schon recht viel über seine Einstellung gegenüber seinen Patienten, oder besser Kunden, aus und am Ende unterschreibt man dann auch noch, dass man keine Fragen mehr hat, dass alles erklärt wurde. Mit dem ganzen Wust geht man dann nach Hause und sollte eigentlich spätestens dann stutzig werden. Aber ich habe mich wirklich einwickeln lassen und war der Ansicht, wenn das in einer solch renommierten Klinik so gehandhabt wird, wird das schon so in Ordnung sein. Am Ende des Gespräches hat er dann noch die Kosten aufgelistet, alles in allem sollte das 8 200 Euro kosten. Und dann hat er noch gefragt, wann ich denn die OP gerne machen würde. Es war ein Donnerstag, an dem ich bei ihm war und ich habe mehr scherzhaft gesagt, lieber heute als morgen, aber ich würde nicht annehmen, dass er nächste Woche gleich einen Termin freihabe. Aber siehe da, wie es der Zufall wollte, hatte er schon am Dienstag der kommenden Woche einen Termin für mich. Nun stand aber schon dreieinhalb Wochen nach diesem Operationstermin unser längst geplanter und gebuchter Familienurlaub an. Also fragte ich ihn, ob das denn ginge, ich müsse doch dieses Mieder tragen und wie es denn mit blauen Flecken und Narben sei. Ich wollte auf keinen Fall, dass im Urlaub irgendjemand etwas von der OP sieht, dann hätte ich den Termin lieber auf später verlegt. Er meinte, das sei kein Problem, ich bräuchte das Mieder dann tagsüber nicht mehr zu tragen und die unterschiedlichen Temperaturreize von Wasser und Sonne würden die Heilung sogar unterstützen. In dreieinhalb Wochen könne ich mich schon stolz mit meiner neuen Figur am Strand präsentieren, beruhigte er mich. Letztendlich konnten wir dann wegen einer Erkrankung meiner Tochter nicht in den Urlaub fahren. Und das war auch gut so. So wie ich aussah, hätte ich mich nie und nimmer an den Strand getraut. Und auch die letzten blauen Flecken waren so einigermaßen erst vier Wochen nach dem Eingriff verschwunden.

Ich sagte also am nächsten Tag, einem Freitag, den Operationstermin für den darauf folgenden Dienstag zu, habe noch mal mit dieser Mitarbeiterin gesprochen und auch sie erneut gefragt, ob ich wirklich in Urlaub fahren könne. Und auch sie bestätigte mir noch einmal, dass das überhaupt kein Problem sei. Kurze Zeit später rief mich dann die Geschäftsführerin der Klinik und Ex-Frau des Arztes, wie ich später erfahren habe, noch einmal an. Ich hatte sie am Abend zuvor schon kurz kennen gelernt und sie fragte mich dann, ob ich denn noch Fragen hätte. Mit ihr habe ich dann eine halbe Stunde telefoniert und auch ihr noch einmal meine Befürchtung dargelegt, ob meine Haut wirklich straff würde nach der Operation. Diese Frau hat in den höchsten Tönen von ihrem Chefarzt geschwärmt, er sei der einzige, der das mit seiner Methode so gut hinbekäme. Und lieber solle man ein bisschen mehr Geld ausgeben, dafür bekäme man dann eben exzellente Ergebnisse, »... und der Po hängt hinterher nicht eine Etage tiefer«, wie sie sich ausdrückte. Spätestens nach diesem Gespräch war ich beruhigt, so dass ich überhaupt nicht auf die Idee kam, noch eine zweite Meinung einzuholen, sondern diesem Arzt hundertprozentig vertraute.

Ich bin dann am Dienstag zu dieser Operation gefahren, ohne jeden Argwohn. Bei der Klinik handelt es sich im Prinzip um eine Etage in einem größeren Haus und so besonders feudal war sie nicht gerade. Ich fand zum Beispiel die Badezimmer ziemlich schmuddelig. Ähnliches war mir auch schon in der Praxis aufgefallen, da war die Toilette auch alles andere als sauber und ordentlich. Eigentlich hätte ich da schon stutzig werden müssen. Aber hinterher ist man eben immer schlauer. Am OP-Tag musste ich dann erst in die Praxis, um noch einmal den ganzen Unterlagenwust plus weitere Papiere zur Narkose etc. zu unterschreiben. Keine Ahnung, wie viele Blätter ich da wieder unterschrieben habe. Man sichert sich in alle Richtungen ab und wenn etwas schief geht, ist man hinterher als Patientin die der Dumme, weil es heißt, man habe das doch schließlich alles unterschrieben. Unter welchen Bedingungen diese Unterschriften eingeholt wurden – direkt vor der OP ist man sicherlich auch nicht unbedingt Herr seiner Sinne –, interessiert im Nachhinein niemanden. Dann musste ich zur Klinik hinüberlaufen, die war etwa 500 Meter entfernt, habe mein Zimmer bezogen, das ich mit einer anderen Dame teilte. Die OP hat etwa zweieinhalb Stunden gedauert und ich bin drei Tage in der Klinik geblieben. Danach bin ich nach Hause gegangen und es ging mir, na ja, den Umständen entsprechend gut. Ich musste das Mieder tragen und unter dem Mieder noch so eine Art Strumpfhose.

Am Anfang habe ich auch immer gedacht, es sei alles in Ordnung. Weil man direkt nach dem Eingriff das Ergebnis ja nicht beurteilen kann, solange die Schwellungen noch vorhanden sind. Nach zehn Tagen bin ich zum Fädenziehen wieder in die Praxis und der Arzt zeigte sich mit dem OP-Ergebnis äußerst zufrieden. Als wir dann zweieinhalb Wochen später in einen Kurzurlaub nach Holland gefahren sind, habe ich das Mieder dreimal kurz ausgezogen, um mich für ein, zwei Stunden an den Strand zu legen. Und ich war erstaunt, wie glatt und straff alles geworden war und wie gut das aussah und ich war fest davon überzeugt, dass alles prima gelaufen ist. Nach dem Urlaub ging ich dann zur nächsten Nachkontrolle. Auch diesmal zeigte sich der Arzt sehr zufrieden. Ich monierte lediglich zwei Beulen auf den Hüften, bei denen es sich aber um Restschwellungen handeln sollte, die im kommenden Monat noch verschwinden würden. Bei der nächsten Kontrolle einen Monat später traten aber diese Beulen noch immer stark hervor. Außerdem zeichnete sich langsam ab, dass die Haut sehr schlaff war, dass die Außenseiten der Oberschenkel absolut gerade waren, teilweise bis auf den Muskel abgesaugt, und dass sich Unebenheiten gebildet hatten. Besonders im oberen hinteren Bereich der Oberschenkel zeigten sich bei Muskelanspannung starke Einziehungen, das sah langsam aus wie eine Mondlandschaft. Der Arzt schaute sich das alles an und hatte eigentlich für alles eine Erklärung parat, von Gewebeauflösungen bis hin zu verzögerter Hautrückbildung und meinte, man könne an diversen Stellen ein bisschen nacharbeiten. Was die Haut anginge, die würde sich in nächster Zeit auf jeden Fall noch weiter zurückbilden. Das Gespräch gestaltete sich insgesamt sehr unerfreulich, da ich es gewagt habe, Kritik an seiner Arbeit zu üben und einen Satz werde ich nie vergessen. Er sagte, er habe mich schließlich auf dem Bauch liegend operiert, ich könne jetzt nicht erwarten, dass ich in jeder Position perfekt aussehe. Ich hatte keine Modelfigur erwartet und auch keine gefordert. Aber ich wollte keine schlaffe Haut, keinen Hängehintern, sondern eine ganz normale Figur. Er wollte mir jetzt einreden, ich hätte viel zu hohe Erwartungen gehabt und all das, was er mir vorher zugesagt hatte, hatte plötzlich keine Gültigkeit mehr. Ich war mit den Nerven völlig am Ende und fühlte mich ihm völlig ausgeliefert und machtlos. Er behauptete auch, ich hätte das Mieder nicht lange genug getragen und er habe nie gesagt, dass ich nach dreieinhalb Wochen in Urlaub fahren und dort ohne Mieder herumlaufen könne, das müsse ich wohl falsch verstanden haben. Es entwickelte sich ein heftiger Streit, an dessen Ende er mir eine kostenlose Nachkorrektur anbot, obwohl er weiterhin der Meinung war, dass er gute Arbeit geleistet hätte. Ich ließ mich darauf ein, in der Hoffnung, er würde sich diesmal besonders viel Mühe geben.

Vier Monate nach der ersten OP erfolgte also die Korrektur – eigentlich viel zu früh, wie mir später von anderen Ärzten bestätigt wurde. Ohne vorheriges Blutbild, ohne EKG wurde der Eingriff durchgeführt. Die Wochen, die darauf folgten, brachten keineswegs die erwartete Verbesserung. Meine Haut hing weiterhin schlaff herunter wie bei einer 80-Jährigen. Es war zum Heulen. Bei der zweiten Nachuntersuchung habe ich meinen Arzt wieder auf die Mängel hingewiesen und wieder sagte er, die schlechte Rückbildung der Haut sei nicht vorhersehbar gewesen, schon gar nicht nach zwei Schwangerschaften und der starken Gewichtsabnahme. Genau meine Befürchtungen, die ich vor der OP geäußert hatte, die er aber immer wieder zerstreut hatte. Ich erwähnte in dem Gespräch, dass ich in der Zwischenzeit bei einem namhaften Kollegen gewesen sei, der mir ein vollständiges Bodylift ans Herz gelegt hätte, weil man sonst die Problematik nicht in den Griff bekäme. Mein Arzt wies das zunächst als unnötig von sich. Erst als ich ihm gezeigt habe, wie das aussieht, wenn ich mich setze oder hinlege und wie stark die Haut dann Falten wirft, lenkte er ein und bot mir eine erneute Korrektur an, sogar inklusive Oberschenkelstraffung, völlig kostenlos. Das war für mich im Prinzip ein Indiz dafür, dass wohl doch nicht alles mit rechten Dingen zugegangen war. Das war im Februar 2004. Ich habe ihm in diesem Gespräch aber auch gesagt, dass ich zu ihm kein Vertrauen mehr habe und dass ich vorhabe, zur Schlichtungsstelle der Ärztekammer zu gehen, um mir dort ein kostenloses Gutachten erstellen zu lassen. Er hat darauf sofort gesagt, das Verfahren der Ärztekammer würde er nicht akzeptieren, ich müsse schon zum Anwalt gehen. Dann würde ein Privatgutachten erstellt, was mich viel Geld kosten würde und am Ende würde ich schlechter davonkommen, als wenn ich auf sein Korrekturangebot eingehen würde. Ich habe dann einen renommierten Patientenanwalt aufgesucht, für den dieser Arzt auch kein Unbekannter war. Seither läuft die Sache über die Kanzlei, seit nunmehr eineinhalb Jahren.

Im vergangenen Jahr habe ich ein Privatgutachten bei einem Plastischen Chirurgen in Düsseldorf, der in Fachkreisen einen äußerst guten Ruf genießt, erstellen lassen. Und dieses Gutachten, das ich dann endlich im März dieses Jahres bekommen habe, ist sehr deutlich ausgefallen. Es hat einen Behandlungsfehler seitens des operierenden Arztes bestätigt.

Außerdem wird dort erwähnt, dass ich dauerhaft geschädigt wurde und dass die Schäden selbst mit den Mitteln der modernen Plastischen Chirurgie nicht mehr vollständig beseitigt werden können. Es kann durch Bodylift, mehrere Lipofillings, um die Dellen auszugleichen, sowie Absaugen der inneren Oberschenkel einiges korrigiert werden. Aber es ist halt nichts mehr rückgängig zu machen. Und es stehen mir mindestens vier weitere OPs bevor, die sich über einen Zeitraum von rund zwei Jahren hinziehen werden. Das heißt, das Ganze hat mich dann etwa vier Jahre meines Lebens gekostet. Vom Geld ganz zu schweigen, das ich jetzt für den Anwalt, das Gutachten, Beratungsgespräche bei diversen Spezialisten mit den entsprechenden Fahrkosten etc. aufbringen muss. Das Gutachten ist dann an die Berufshaftpflicht meines Operateurs gegangen. Eine kleine Pikanterie am Rande: Kurz bevor mein Gutachten fertig war, hatte die Versicherung meines Arztes ebenfalls ein Gutachten bei dem selben Gutachter in Auftrag gegeben. Zunächst dachte ich, das sei gut für mich, denn offenbar halten sie ihn für kompetent. Aber weit gefehlt, das Gutachten wurde nicht ohne Weiteres akzeptiert, sondern kurzerhand ein Gegengutachten bei einem anderen Plastischen Chirurgen in Auftrag gegeben. Aber auch der bestätigte mir beim Termin, fast noch deutlicher als der erste Gutachter, dass da Murks gemacht wurde. Dass es so einfach nicht aussehen darf und dass bei meiner Vorgeschichte eigentlich vorauszusehen war, dass sich die Haut nicht zurückbilden würde. Im Prinzip hätte bei mir, wenn überhaupt, nur eine minimale Absaugung vorgenommen werden dürfen. Das Gutachten liegt mir leider noch immer nicht vor, so dass ich noch nicht weiß, wie sich die Versicherung anschließend in Bezug auf eine Schadensregulierung verhalten wird. Somit weiß ich auch noch nicht, ob ich die erforderlichen Korrekturoperationen überhaupt durchführen lassen kann, da kommen nämlich Kosten jenseits von 25 000 Euro auf mich zu.

Mit meinem heutigen Wissen würde ich jedem, wirklich jedem, von einem derartigen Eingriff abraten. Nie hätte ich einer Operation zugestimmt, wenn ich auch nur ansatzweise geahnt hätte, was da auf mich zukommt. Vorher habe ich mich wegen meiner Reiterhosen geschämt, bin ungern ins Schwimmbad gegangen, habe immer ein langes T-Shirt übergezogen. Heute kann ich gar nichts mehr machen, ich kann nicht ins Schwimmbad, Badeurlaub ist tabu. Heute sieht man auf den ersten Blick diesen Faltenwurf, diese Dellen und Beulen. Jeder sieht gleich, dass an mir herumoperiert wurde, dass da etwas nicht normal ist. Mein Mann geht mit den Kindern ins Freibad und ich sitze zu Hause und heule mir die Augen aus dem Kopf, weil ich nicht mitgehen kann. Ich schließe mich im Badezimmer ein, weil ich nicht will, dass meine Kinder mich so sehen und Fragen stellen. Ich will nicht, dass mein Mann mich so sieht. Ich möchte mich auch nicht mehr anfassen lassen. Meine Ehe ist durch diese Geschichte belastet. Ich bin nur froh, dass mein Mann zu mir steht, sonst würde ich das alles nicht aushalten.«

Zum Schluss

Der Wunsch, anders zu sein, ist die Triebfeder der Schönheitschirurgie. Mit – wie Sie sehen – nicht selten verheerenden Folgen. Sich verändern zu lassen, kann auch ins Negative umschlagen. Und dann wünschen sich Patienten nichts sehnlicher, als wieder so zu sein, wie sie einmal waren. Doch das ist oftmals nicht mehr möglich. War es das wert?

Ich habe das Buch mit einem Zitat begonnen und möchte es auch mit einem Zitat beenden.

»Schönheit kommt von Schein, sie ist ein Schein und kann als das höchste Ziel in der Kunst nicht gelten, das vollkommen Charakterische nur verdient schön genannt zu werden. Ohne Charakter gibt es keine Schönheit.« Johann Wolfgang von Goethe, Schriften zur Kunst – Der Sammler und die Seinigen, 5. Brief.

Ohne Charakter gibt es keine Schönheit! Was für ein weiser Satz. Sie, wir alle, werden des Charakters wegen geliebt. Von unserem Partner, unserer Partnerin, unseren Kindern, Freunden, Verwandten, geschätzt von Vorgesetzten, Mitarbeitern und Kollegen.

Sie sind beliebt, weil Sie vielleicht klug, nett, charmant, freundlich, zuvorkommend, hilfsbereit sind. Oder weil Sie Herzenswärme besitzen, weil Sie zuhören können, weil Sie für andere da sind, wenn Sie gebraucht werden.

Wer nur aufgrund seiner Schönheit geschätzt wird, läuft Gefahr, dass nur die äußere Hülle gemeint ist. Und die ist austauschbar. Aber wer möchte schon austauschbar sein?

Bleiben Sie deshalb lieber so wie Sie sind – das ist mein Rat. Denn nur so, wie Sie sind, sind Sie einmalig. Und mehr kann man sich nicht wünschen.

Literatur

Bundesministerium für Gesundheit und Soziale Ordnung (Hg.): *Denk-Anstöße – Spieglein, Spieglein an der Wand. Zur Diskussion um den Schönheitswahn.* Berlin: 2005; Internet: www.bmgs.bund.de

Die Chronik der Medizin. Dortmund: Harenberg Kommunikations- und Mediengesellschaft 1993.

Hauner, Andrea/Elke Reichart: *Bodytalk. Der riskante Kult um Körper und Schönheit.* München: dtv 2004.

Posch, Waltraud: *Körper machen Leute. Der Kult um die Schönheit.* Frankfurt/M: Campus 1999.

Wolf, Naomi: *Der Mythos Schönheit.* Reinbek: Rowohlt 2000.

Koncilia, Heimo/Edda Graf: *Operation Schönheit.* Wien: Ueberreuter 2002.

Fatemi, Afschin/Sebastian Brück: *Die gefragtesten Schönheitsoperationen.* München: Goldmann 2004.

Willen, Karin: *Schönheitsoperationen.* Reinbek: Rowohlt 2003.

Adressen

FACHVERBÄNDE

Deutsche Gesellschaft für Ästhetisch-Plastische Chirurgie e.V. (DGÄPC)
Bei der Apostelkirche 34
20257 Hamburg
Tel.: 040-444 657 10
Fax: 040-444 657 11
E-Mail: info@dgaepc.de
www.dgaepc.de

Vereinigung der Deutschen Ästhetisch-Plastischen Chirurgen (VDÄPC)
- Geschäftsstelle -
Bleibtreustraße 12 a
10623 Berlin
Tel.: 030-885 51 615
Fax: 030-885 10 67
E-Mail: info@vdaepc.de
www.vdaepc.de

Vereinigung der Deutschen Plastischen Chirurgen (VDPC)
- Geschäftsstelle -
Bleibtreustrasse 12 a
10623 Berlin
Tel.: 030-885 10 63
Fax: 030-885 10 67
E-Mail: info@plastische-chirurgie.de
www.vdpc.de

Deutsche Gesellschaft für Plastische und Wiederherstellungschirurgie e.V.
Diakoniekrankenhaus Rotenburg
Elise-Averdieck-Str. 17
27356 Rotenburg (Wümme)

Tel.: 04261-77 2126/-27
Fax: 04261-77 21 28
E-Mail: info@dgpw.de
www.dgpw.de

Gesellschaft für Ästhetische Chirurgie Deutschland e.V. (GÄCD)
Schoppastraße 1
65719 Hofheim
Tel.: 06192-96 26 70
Fax: 06192-96 26 69
E-Mail: info@gacd.de
www.gacd.de

Österreichische Gesellschaft für Plastische, Ästhetische und Rekonstruktive Chirurgie
- Sekretariat -
Währinger Gürtel 18-20
A-1090 Wien
Tel.: (+43) 01-40400-5221
Fax: (+43) 01-40400-5229
E-Mail: office@plastischechirurgie.org
www.plastischechirurgie.org

Schweizerische Gesellschaft für Plastische, Rekonstruktive und Ästhetische Chirurgie, SGPRAC
- Geschäftsstelle -
15 Avenue des Planches
CH-1820 Montreux
Tel.: (+41) 21963 21 39
Fax: (+41) 21963 21 49
E-Mail: info@plastic-surgery.ch
www.plastic-surgery.ch

ANLAUFSTELLEN BEI PROBLEMEN

Hotline Deutsche Patientenhilfe e.V.
Tel.: 0180-5003 313

Dachverband der Frauen-Gesundheitsprojekte
c/o Feministisches Frauengesundheitszentrum Göttingen
Goetheallee 9
37073 Göttingen
Tel.: 0551-48 45 30
Fax: 0551-48 70 60

Frauenselbsthilfe
Frauenberatung im Arbeitskreis Frauengesundheit in Medizin, Psychotherapie und Gesellschaft e.V.
Im Kleinen Sande 7
21640 Horneburg
Tel./Fax: 04163-913 52

Information für Frauen (IFF) e.V.
Blumenstr. 43
69115 Heidelberg
Telefon: 06221-213 17

Selbsthilfegruppe Silikongeschädigter Frauen e.V.
Weißdornweg 39
63225 Langen
Tel.: 06103-716 20
Fax: 06102-799 80

Bundesarbeitsgemeinschaft der Notgemeinschaften Medizingeschädigter in Deutschland
Schloßstr. 37
41541 Dormagen
Tel.: 02133-467 53
www.bag-notgemeinschaften.de

Allgemeiner Patienten-Verband
Postfach 1126
35001 Marburg
Tel.: 06421-647 35
www.patienten-verband.de

Bundesarbeitsgemeinschaft der Patientenstellen
Auenstr. 31
80469 München
Tel.: 089-76 75 51 31
www.patientenstellen.de

NAKOS
Nationale Kontakt- und Informationsstelle zur Anregung und Unterstützung von Selbsthilfegruppen
Wilmersdorfer Str. 39
10627 Berlin
Tel.: 030-31 01 89 60
www.nakos.de

Verbraucherzentrale Bundesverband e.V. (vzbv)
Markgrafenstr. 66
10969 Berlin
Tel.: 030-25 80 00
www.vzbv.de

Arbeitsgemeinschaft Medizinrecht im Deutschen Anwaltverein e.V.
Adenauer Allee 106
53113 Bonn
Tel.: 0228-260 70

Arbeitsgemeinschaft der Rechtsanwälte im Medizinrecht e.V.
Wegenerstr. 5
71063 Sindelfingen
Tel.: 07031-95 05 50
Fax: 07031-95 05 55
E-Mail: info@medrecht.de
www.medrecht.de

Bundesärztekammer (Gutachterkommissionen)
Herbert-Lewin-Str. 1
50931 Köln
Tel.: 0221-400 40
www.bundesaerztekammer.de/20/10Fehler/10Adressen.html

INTERNETADRESSEN

Forum für Opfer misslungener Schönheitsoperationen
www.forumromanum.de/member/forum/forum.php?USER=user_321617

Gebührenordnung für Ärzte
www.e-bis.de/goae/defaultFrame.htm

Deutsche Stiftung für Gesundheitsinformation
www.dsgi.org

Stiftung Gesundheit – Anlaufstelle für Medizinrechtsberatung
www.StiftungGesundheit.de

Patientenschutzbund
www.patientenschutzbund.de